Roland Greger

Schaff ich das?

Ein Leitfaden für pflegende Angehörige und Pflegelernende

Roland Greger

Schaff ich das?

Ein Leitfaden für
pflegende Angehörige und Pflegelernende

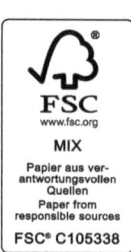

1. Auflage
E-Mail: PflegePassion@roland-greger.de

Herstellung und Verlag:
BoD – Books On Demand, Norderstedt
Printed in Germany

ISBN 978-3-7526-6158-3

Gesamtgestaltung und Satz: Roland Greger
Fotos: Pixabay

In Zusammenarbeit mit der Gesundheitsakademie Nürnberg und dem B-O-B Betreuungsdienst

Die Deutsche Nationalbibliothek verzeichnet diese
Publikation in der Deutschen Nationalbibliografie;
Detaillierte bibliografische Daten sind im Internet
Über http://dnb.d-nb.de abrufbar.

Inhaltsverzeichnis

Vorwort 7

Einleitung 9

Kapitel 1 – Jung und Alt ist nicht dasselbe 11

    Veränderungen im Körper alternder Menschen 11

    Veränderungen in der Psyche 13

Kapitel 2 - Den Alltag sinnvoll gestalten 15

    Tagesstruktur 15

    Aktivierende Pflege 16

Kapitel 3 – Gelingende Kommunikation 19

    Sender-Empfänger-Modell 20

    Missverständnisse 22

    Vier-Ohren-Modell nach Friedrich von Thun 23

    Allgemeine Umgangs- und Kommunikationsgrundsätze 24

    Nonverbale Kommunikation 25

Kapitel 4 - Toilettengang, Ausscheidungen, körperliche Tabus 27

    Tipps für die Begleitung zur Toilette 28

    Inkontinenz 29

    Toilettentraining 31

Kapitel 5 – Gezielte Vorbeugung (Prophylaxen) 33

    Die einzelnen Prophylaxen kurz beschrieben 34

Kapitel 6 - Maßnahmen zur individuellen Pflege und Mobilisation 47

    Hygiene 47

    Körperpflege des Angehörigen 50

Kapitel 7 - Gezielte Ernährung 63

Gesunde, bedarfsgerechte Ernährung 64

Kleine Ernährungslehre.. 64

Ernährung des Angehörigen 66

Mangelernährung.. 67

Trinken.. 70

Hilfen beim Essen und Trinken.. 72

Kapitel 8 - Umgang mit Medikamenten 75

Verabreichen... 76

Medikamente richten.. 76

Einnehmen 77

Allgemeines zu Medikamenten 77

Augentropfen 78

Zäpfchen.. 78

Kapitel 9 - Umgang mit Sterben und Tod 79

Die fünf Phasen des Sterbens 80

Grundsätzliches für dem Umgang mit Sterbenden...................... 82

Gesundheitsakademie Nürnberg und B-O-B Betreuungsdienst 85

Über den Autor 87

Vorwort

Die Situation vieler Pflegebedürftiger und ihrer Angehörigen ist oftmals problematisch. Besonders schwierig wird sie, wenn es sich um altersverwirrte, psychisch oder an Demenz erkrankte Menschen handelt. Die Angehörigen stehen den Krankheitssymptomen und Verhaltensweisen dieser Menschen oft hilflos gegenüber. Die Belastungen der pflegenden Angehörigen und Familien mit einem kranken älteren Menschen liegen oft an der Grenze des Leistbaren. Die schleichenden Veränderungen sind für die Angehörigen nur schwer zu ertragen. Die geliebte Mutter, die ihr Leben hindurch für die Familie gesorgt hat, wird auf einmal zum hilflosen Kind.

Oft sind es Kleinigkeiten, die die Situation erträglicher und humaner gestalten könnten, wie ein Friseurbesuch, mal wieder in Ruhe eine Zeitung lesen, eine Nacht ungestört durchschlafen oder einfach nur einmal in Ruhe die Wohnung aufräumen können.

Damit pflegende Angehörige nicht ratlos und allein in ihrer Situation zurückgelassen werden, haben sie Anspruch auf professionelle Schulung, die von den Pflegekassen finanziert wird.

Dieses Buch ist genau zu diesem Zweck entstanden, damit Angehörige die Grundlagen der Pflege kurz, prägnant und übersichtlich lernen und immer wieder nachlesen können. Ebenso kann dieses Buch als übersichtliches Manuskript für Pflegelernende verwendet werden oder für Pflegeinteressierte im Allgemeinen.

Ich wünsche allen Lesenden, dass es Sie in Ihrer Situation gut zu unterstützen vermag, und Sie die professionellen Hilfen finden, die Ihnen individuelle Entlastung bringen.

Melitta Schmerle
Geschäftsführerin von B-O-B Betreuungsdienst und Gesundheitsakademie Nürnberg

Schaff ich das? – Ein Leitfaden für pflegende Angehörige und Pflegelernende

Einleitung

Jemanden zu pflegen ist eine verantwortungsvolle, zugleich aber auch belastende Aufgabe. Viele Menschen stehen dieser Situation plötzlich und oft unvorbereitet gegenüber. Was tun? Es fehlt an entsprechender Fachkenntnis, Fragen gibt es viele und das Spektrum an nötigem Wissen ist breit.

„Als Kind haben sich meine Mutter und mein Vater um mich gekümmert, nun ist es genau umgekehrt". Rollenwechsel! Das ist für alle Beteiligten zunächst mit einer gewissen Scheu, ja auch Scham verbunden. Sowohl der Pflegende wie auch der Pflegebedürftige brauchen Zeit und Kraft, in diese Situation hineinzuwachsen. Dabei müssen immer wieder Grenzen der Nähe und Intimität überwunden werden, die bisher tabu waren.

Versuche, dich innerlich dafür zu öffnen, reiße jede blockierende Mauer ein! Nur so wirst du die nötige Freiheit gewinnen können und gleichzeitig die Fähigkeit entwickeln, Vertrauen bei deinem Angehörigen auch in diesen „Tabu"-Bereichen aufzubauen. Mit aufrichtigem Vertrauen lässt sich die Situation beidseitig wesentlich leichter meistern. Das bedeutet allerdings auch, die Sache nicht mit Gewalt erzwingen zu wollen, sondern kontinuierlich daran zu arbeiten und darin zu wachsen.

Dieser Leitfaden „Schaff ich das?" kann weder dem Anspruch auf Vollständigkeit in den einzelnen Bereichen gerecht werden, noch übermäßig in die Tiefe gehen, denn sonst wäre es kein Leitfaden mehr, der die Menge wichtiger Aspekte in konzentrierter Kürze vereint, sondern ein Fachlehrbuch.

Der Vorteil dieses Büchleins besteht darin, dir auf strukturierte Weise einen breiten und schnell nutzbaren Einstieg in die Pflege zu ermöglichen und du kannst Wichtiges bei Bedarf immer wieder nachlesen.

Es soll eine rasche, übersichtliche Hilfe für pflegende Angehörige darstellen, wie auch einen schnellen Einstieg für Personen, die sich in die Pflege hineinqualifizieren möchten und das nötige Grundwissen kompakt und übersichtlich vereint haben wollen.

Literatur wie diese lebt davon, dass sie sich verändert, Neuerungen aufnimmt und sich immer wieder an die jeweiligen Bedürfnisse anpasst. Deshalb ermuntere ich dich, mir deine Resonanz zu schreiben, Hinweise für mögliche Ergänzungen für deinen persönlichen Bedarf, aber auch, wo du in diesem Buch genau den Zweck für deine individuelle Situation erfüllt siehst. Nur so kann ich es kontinuierlich aktualisieren, damit es bleibend genau die Hilfe für viele Leser darstellen kann, die Sinn und Zweck des Büchleins ist. Meine E-Mail-Adresse findest du ganz hinten im Buch.

Packe die Herausforderung Pflege an. Es wird sicher bei weitem nicht immer leicht sein, aber sie kann eine Chance werden, persönlich zu wachsen, neue Perspektiven zu gewinnen und sich für dich letztendlich vielleicht sogar als eine Bereicherung in deinem Leben entwickeln.

Roland Greger - November 2020

Zwei Hinweise:

Pflege bedeutet immer, Beziehungen zu leben, Menschen nahezukommen und Mauern und Distanzen abzubauen. Das ist unvermeidbar, das ist aber auch einer der schönen Aspekte der Pflege: Locker, ungezwungen, positiv sein!

Aus diesem Grund lege ich in diesem Buch das steife, trennende „Sie" ab und benutze das vereinende „du", denn in irgendeiner Weise sitzen wir alle im gleichen Boot.

Aufgrund geschlechterspezifischen Anreden-Müssens wird unsere schöne deutsche Sprache immer holpriger gemacht: Spreche ich hier „Leserinnen und Leser" an, „Leser*innen", „Lesende" oder ganz einfach „den Leser"? Zugunsten eines flüssigen Leseflusses habe ich mich in meinen Büchern für die letztere Form entschieden, unabhängig vom Geschlecht der betreffenden Personen.

Kapitel 1
Jung und Alt ist nicht dasselbe

Veränderungen im Körper alternder Menschen

Herz-Kreislauf

Das Herz eines Älteren schlägt wesentlich langsamer. Unter Belastung kann ein junger Erwachsener schon mal 200 Schläge pro Minute erreichen. Das ist bei einer älteren Person deutlich weniger. Die Folge daraus ist ein geringerer Sauerstofftransport im Blut.

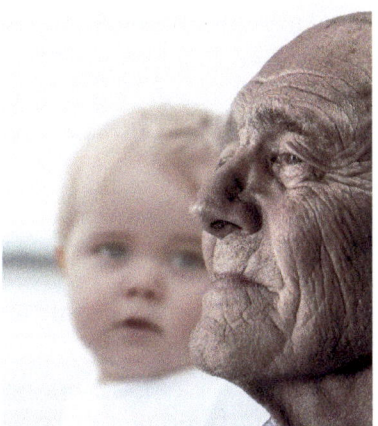

Desweiteren büßen die Blutgefäße ihre Elastizität ein und der Blutdruck steigt im Allgemeinen. Eingelagertes Kollagen im Reiz-Leitungssystem des Herzens sorgt häufig für Herzrhythmusstörungen.

Atmung

Eine ältere Person ist anfälliger für Erkrankungen wie Lungenentzündung oder COPD (Chronisch obstruktive Lungenkrankheit), denn die Lungenbläschen verlieren ihre feine Struktur. Eine Folge daraus ist eine geringere Elastizität des Lungengewebes, wodurch sich Ein- und Ausatmung verschlechtern. Auch hier ist die Folge, dass weniger Sauerstoff ins Blut gelangt und der Körper deshalb nicht mehr so belastungsfähig ist.

Magen-Darm-Trakt

Das Schlucken fällt schwerer und der Magen entleert sich weniger gut. Der Darm wird träger, was sich ungünstig auf den gesamten Stoffwechsel auswirkt.

Nieren und Harnwege

Die Nieren arbeiten im Alter nicht mehr so gut. Dadurch werden Giftstoffe langsamer aus dem Körper ausgeschieden, was zu einer längeren Verweildauer zum Beispiel von Medikamenten im Körper führt.

Blut / Immunsystem

Unser Knochenmark ist zuständig für die Blutbildung. Jedoch nimmt es im Alter zunehmend ab. Rote Blutkörperchen werden in der Regel nach wie vor ausreichend gebildet, die sich ebenfalls im Blut befindlichen Immunzellen dagegen drastisch weniger. Dadurch verringert sich die Abwehrfunktion im Körper wesentlich.

Hormone

Die Hormonfunktion verändert sich im Alter. Man nimmt an, dass bei Älteren für gleiche Funktionen im Körper mehr Hormone nötig sind als bei Jungen.

Gehirn und Nerven

Die Gehirnfunktion nimmt deutlich ab. Davon betroffen sind die Motorik, das Sehen und Sprechen. Gleichzeitig stellt sich ein deutlicher Verlust des Gedächtnisses, der Merkfähigkeit und allgemeiner geistiger Flexibilität ein. Was im Alter allerdings zunehmen kann, ist die Fähigkeit, das Denken inhaltlich auszugestalten.

Sinnesorgane

Geruchs- und Geschmacksinn nehmen ab, sowie Hören, Sehen und auch der Gleichgewichtssinn. Hunger und Durst sind zwar nach wie vor vorhanden, werden aber von der älteren Person oft wesentlich weniger wahrgenommen.

Knochen und Muskeln

Die Knochendichte nimmt im Alter ab, auch die Knorpel, vor allem in den Gelenken. Die Folge sind häufigere Knochenbrüche und Gelenkprobleme.

Muskelmasse wird abgebaut, was die körperliche Belastbarkeit verringert und gleichzeitig zu langsameren Reaktionszeiten führt.

Haut

Die Durchblutung der Haut nimmt deutlich ab, Schweiß- und Talgdrüsen arbeiten weniger gut. Die Haut wird dadurch anfälliger für Verletzungen und Infektionen. Die Heilung von Wunden ist stark eingeschränkt.

Veränderungen in der Psyche

Wichtig: Wir reden hier nicht von krankheitsbedingten psychischen Veränderungen, zum Beispiel Demenz, sondern von ganz normalen, sich mit dem Alter einstellenden Vorgängen.

1. Freude und Niedergeschlagenheit sind weniger weit voneinander entfernt. Alte Menschen sind nicht so überschwänglich freudig, aber ebenso nicht mehr komplett am Boden zerstört.

2. Charakter- und Persönlichkeitsmerkmale, die eine Person bereits in jungen Jahren hatte, können sich im Alter noch wesentlich ausgeprägter zeigen.

3. Ein älterer Mensch tendiert zunehmend eher zum ruhiger Werden und zur Zurückgezogenheit. Extrovertiertes Verhalten nimmt in der Regel ab.

Wann fand eigentlich die Zeit zwischen "Dafür bist du noch zu jung!" und "Ich bin zu alt für diesen Schwachsinn!" statt?

Kapitel 2
Den Alltag sinnvoll gestalten

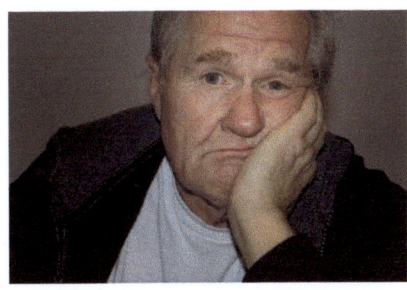

Menschen teilen sich ihren Tag in der Regel selbst ein und verrichten alle anfallenden Aufgaben eigenständig. Alte und pflegebedürftige Personen sind dazu nicht immer in der Lage, sei es aufgrund körperlicher oder psychischer Defizite. Demente zum Beispiel bedürfen oft der Hilfe anderer, damit ein Tag halbwegs strukturiert und mit allem Notwendigen abläuft. Pflegende helfen ihnen dabei. Es gibt nicht *die* Regel, um einer Person den Tag angenehm zu gestalten. Jeder Mensch ist individuell. Das gilt sowohl für den pflegenden Angehörigen, aber auch für den zu Pflegenden. Deshalb gilt es, sich individuell Gedanken zu machen.

Tagesstruktur

Körperlich und geistig Eingeschränkte sind nicht mehr in der Lage, den Tag zeitlich sinnvoll einzuteilen. Sie bedürfen unserer Hilfe.

Deshalb ist es wichtig, zu möglichst gleichbleibenden Zeiten

- aufzustehen,
- Körperpflege zu machen und sich anzukleiden,
- zu frühstücken.
- Ermögliche deinem Angehörigen, Zeitung zu lesen oder fernzusehen,
- Gesellschaftsspiele zu machen,
- Zwischenmahlzeiten zu sich zu nehmen.

Regle weitere Gestaltungen des Tages bis hin zum Zubettgehen.

Diese sich zeitlich wiederholende Struktur sollten die Pflegenden einrichten, dabei sollten sie die Vorlieben und Geschmäcker der Pflegebedürftigen berücksichtigen. Das gilt für Essen und Trinken genauso, wie für Beschäftigung.

Hat der zu Pflegende schon immer gerne ein Gläschen Rotwein getrunken? Was sollte uns davon abhalten, ihm diese Freude auch im Alter, bei Krankheit oder Behinderung zu gönnen? Es bedeutet für ihn ein Stück Lebensqualität. Natürlich müssen wir dabei grundsätzlich medizinische Einschränkungen und ärztliche Verordnungen berücksichtigen.

Ähnliches gilt für Literatur, Musik und TV. Hat die Person in früheren Jahren gerne eine bestimmte Zeitung gelesen, bestimmte Musik gehört, bestimmte Filme oder ein bestimmtes Programm angeschaut? Gönnen wir es ihm doch! Nur weil du als pflegende Person vielleicht nicht gerne Blasmusik hörst, bedeutet das nicht, dass du dem Pflegebedürftigen diese Art von Musik vorenthalten solltest.

Wir sollten auch den Ausschaltknopf von Geräten finden: Früh am Morgen das Radio einzuschalten und den kompletten Tag durchdudeln zu lassen, wird sicherlich in eine kognitive Überforderung des Pflegebedürftigen münden. Schalte das Radio ein, vergiss aber nicht, es wieder auszumachen, das sollte spätestens nach zwei oder drei Stunden der Fall sein. Schalte den Fernseher möglichst gezielt ein, aber nach einer oder zwei Sendungen auch wieder ab.

Mache gelegentlich Gesellschaftsspiele mit deinem Angehörigen, Spaziergänge, Ausflüge, natürlich alles im Rahmen seiner Möglichkeiten. Ermögliche ihm, zumindest ansatzweise, seine Hobbys von früher wieder aufzunehmen. Frage nicht nach rationalem Sinn und Zweck. Wenn deine Oma das zwanzigste Paar an Babyschühchen gestrickt hat, dann ermögliche ihr auch das einundzwanzigste. Hier geht es nicht um Zweckmäßigkeit, sondern um Beschäftigung, die der Person Spaß macht, ihr eine Art Aufgabe vermittelt und ihren Fähigkeiten entspricht.

Aktivierende Pflege

Tätigkeiten, die der Pflegebedürftige noch selbst kann, sollte er unbedingt selbst tun. Nimm sie ihm nicht ab, nur weil die Pflege dadurch schneller gehen würde oder weil das umständliche Handeln deines Angehörigen für dich mitleiderregend aussieht! Hier gilt es oft, Geduld zu bewahren. Je mehr eine Person selbst tut, desto länger bleiben diese Fähigkeiten erhalten. Das Abnehmen von Handlungen ist vielleicht gut gemeint, führt den Pflegebedürftigen aber zunehmend in weitere Abhängigkeit. Wir sollten ihm helfen, die wenigen Freiheiten, die er noch hat, so lange wie möglich zu erhalten.

Dabei ist es wichtig, ständig zu beobachten, was die Person noch selbst kann. Das gilt für alle Lebensbereiche (Körper, Motorik, geistiges Verständnis, strukturelles Denken, etc.).

Kann dein Angehöriger seine Arme nur noch bedingt anheben, dann lasse ihn zum Beispiel den vorderen Teil der Haare selbst kämmen, hinten übernimmst du.

Kann er, wenn auch mit Mühen, die Knöpfe an der Bluse oder am Hemd noch selbst schließen, dann überlasse es ihm, auch wenn es fünfmal so lang dauert.

Kann er einen Becher oder Löffel selbst zum Mund führen, dann sollte er es selbst tun, auch wenn dabei Saft oder Brei heruntertropft. Als Maßnahme gegen Verschmutzung von Bett und Kleidung könntest du zum Beispiel ein Handtuch unterlegen, das hinterher in die Wäsche kommt.

Auf diese Weise förderst du die noch verbliebenen Fähigkeiten des Pflegebedürftigen, vielleicht auch ein bisschen sein Selbstbewusstsein, denn er ist, zumindest in diesem kleinen Teil, nicht oder weniger auf andere angewiesen.

Kann er seinen Willen äußern und die Kleidung noch selbst aussuchen, dann lasse es zu. Auch wenn die violette Bluse und der knallrote Rock nach gängigem Geschmack vielleicht nicht zusammenpassen, wichtig ist, dass die Person möglichst viele Bereiche hat, für die sie selbst sorgen kann und darf. Wir können höflich einen Verbesserungsvorschlag einbringen, aber müssen wir uns unbedingt mit aller Gewalt durchsetzen?

"Werd endlich erwachsen!"
"War ich schon mal, war doof!"

Kapitel 3
Gelingende Kommunikation

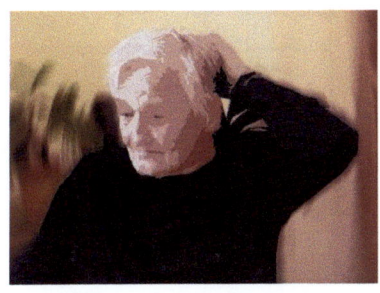

Kommunikation ist vielschichtig. Vergangenes in unserem Leben, Negatives wie Positives, prägt unseren heutigen Umgang miteinander. Vertrauen verbindet, Abneigung entzweit. Du und dein Angehöriger steht euch nahe und ihr schaut auf gemeinsam Erlebtes zurück, ebenfalls Negatives wie Positives.

Besonders in einer Pflegesituation, die unvermeidbar mit Abhängigkeit des Pflegebedürftigen einhergeht, ist es oft schwierig, Emotionen zu ertragen, die eigenen Gefühle zu beherrschen und freundlichen Umgangston zu bewahren. Am besten hilft ein Umgang, in dem sich alle verstanden und respektiert fühlen, auch du selbst.

Zum Kommunizieren gehört einerseits das Sprechen, darüber hinaus aber ebenfalls Mimik, Gestik, Stimmlage, Berührungen, etc. Wir nennen das nonverbale Kommunikation. Besonders wichtig wird das, wenn dein Angehöriger nicht mehr richtig sehen, hören, sprechen kann oder kognitive Einschränkungen hat. Versuche stets das zu verstehen, was er zu äußern versucht und drücke dich selbst so aus, dass er es möglichst unmissverständlich versteht. Das ist nicht immer einfach. Es ist nicht nur wichtig *was* jemand inhaltlich sagt, sondern auch die Art und Weise, *wie* er es ausdrückt.

Sender-Empfänger-Modell

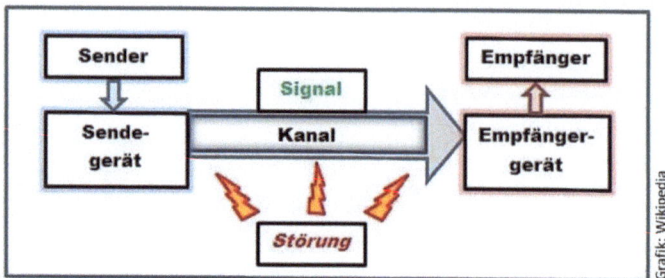

Grafik: Wikipedia

Beim Kommunizieren senden wir Informationen, gleichzeitig aber empfangen wir auch. Jeder Gesprächsteilnehmer ist abwechselnd Sender und Empfänger. Wir wollen etwas mitteilen und wandeln das in einen Code um (z.B. Sprache), den wir über einen Kanal (sprechen, schreiben, etc.) „senden". Der Empfänger muss fähig sein, dieses Gesendete aufzunehmen, beispielweise hören zu können (Kanal), und die Sprache zu verstehen (Code).

Auf diesem Weg der Verschlüsselung seitens des Senders und der Entschlüsselung seitens des Empfängers gehen oft viele Informationen verloren (Störung).

Ein Beispiel: Zwei Menschen sprechen von „alter Villa". Beide können gut sprechen und hören (Kanal) und verstehen die deutsche Sprache (Code). Aber in ihren Köpfen taucht dennoch ein völlig unterschiedliches Bild auf:

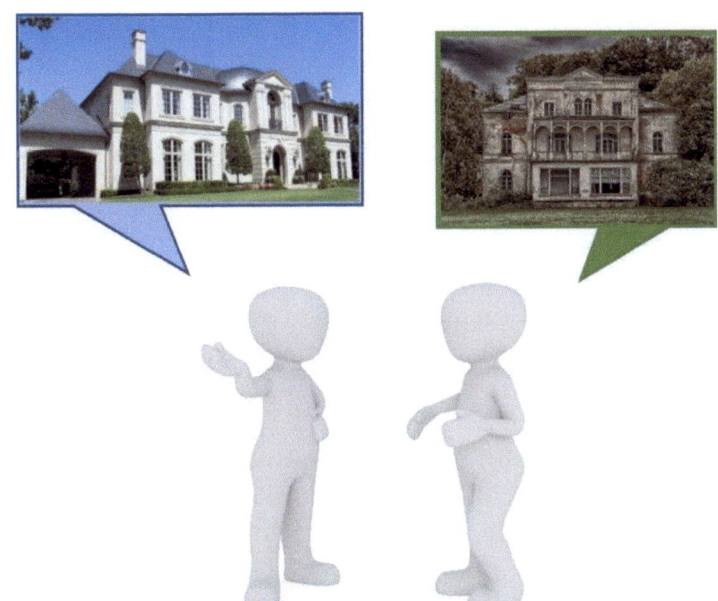

Der Sender meint ein wunderschönes, anmutiges Anwesen, auch wenn das Baujahr bereits alt ist. Der Empfänger entschlüsselt den Begriff als ein altes, verfallenes Gebäude.

Wenn der Empfänger nun antwortet und seinerseits Sender wird, geht er von einer falschen Vorstellung aus, die der ursprüngliche Sender überhaupt nicht gemeint hat und die Kommunikation läuft aneinander vorbei. Die Folge daraus sind Missverständnisse. Wenn zum Beispiel der Sender sehr enthusiastisch gesprochen hat, dann wird der Empfänger dieses Verhalten nicht verstehen können und reagiert entsprechend ablehnend.

Eine unwillkürlich parallel ablaufende nonverbale Kommunikation kann darüber hinaus das Verständnis aber auch das Missverständnis verstärken.

Missverständnisse

Du meinst es vielleicht gut und trotzdem läuft ein Gespräch aus dem Ruder, kennst du das?

Möglichkeit 1:

Das geschieht, wenn wir Dinge so tun, wie *wir* sie für richtig halten, ohne die Meinung und Einstellung unseres Gegenübers zu berücksichtigen. Deshalb ist es wichtig, stets auf die Bedürfnisse der pflegebedürftigen Person zu schauen und, soweit möglich, mit dessen Augen und Ohren zu sehen und zu hören:
Du denkst bei „Musik" vielleicht an Rolling Stones oder Amy Winehouse, dein Angehöriger an Mozart oder die Blasmusik von Ernst Mosch.
Du denkst bei „gutem Essen" vielleicht an das indische oder mexikanische Restaurant, er an Hausmacher-Leberklößchen oder Innereien. Je mehr du über ihn weißt, desto leichter kann die Kommunikation gelingen … wenn du es verstehst, auf ihn und seine Bedürfnisse einzugehen.

Möglichkeit 2:

Du interpretierst ein Schweigen des anderen zum Beispiel als Zustimmung oder einen Gesichtsausdruck als Ablehnung. Gerade Pflegebedürftige sind häufig mit Situationen überfordert. Sie können nicht mehr oder nur schwer kommunizieren. Aus ihrer Erfahrung heraus empfinden sie, dass ihre Bemühungen, sich verständlich zu machen, gescheitert sind. Deshalb unterwerfen sie sich nicht selten resigniert dem aktuellen Geschehen. Für die Kommunikation mit ihnen gilt: Ein Schweigen oder Nichtreagieren bedeutet auf keinen Fall: „Ich bin einverstanden mit dem, was gerade passiert". Hier gilt es, den wirklichen Willen des Gegenübers herauszukriegen, was in solchen Fällen oft schwierig werden kann.

Vier-Ohren-Modell nach Friedrich von Thun

Die Bedeutung einer gesprochenen Aussage ist nicht immer das, was du hörst oder glaubst zu hören. Je nachdem, aus welcher Perspektive du auf einen geäußerten Satz schaust, gibt er durchaus unterschiedliche Inhalte wieder.

Friedrich von Thun beschreibt uns als Hörer mit vier Ohren. Dabei kommt es immer darauf an, mit welchem Ohr wir hören. Dementsprechend werden wir einen Satz interpretieren. Die vier Ebenen dieses Modells kannst du dieser Grafik entnehmen:

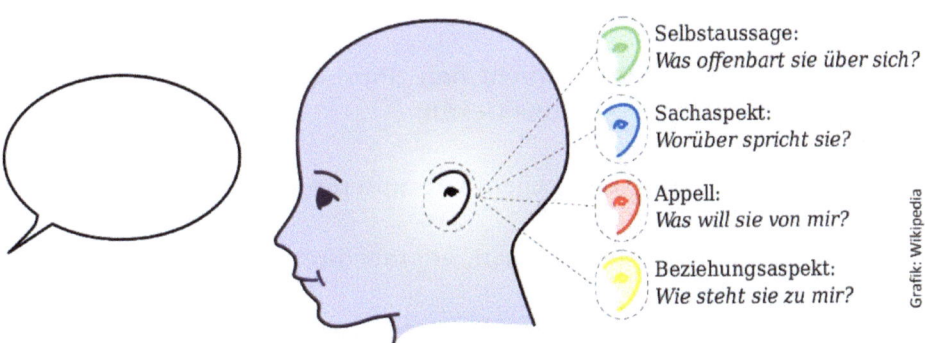

Selbstaussage:
Was offenbart sie über sich?

Sachaspekt:
Worüber spricht sie?

Appell:
Was will sie von mir?

Beziehungsaspekt:
Wie steht sie zu mir?

Grafik: Wikipedia

Beispiel: Eine Pflegebedürftige sagt zu ihrer Tochter: „Würdest du bitte das Fenster schließen?". Dieser Satz könnte bedeuten:

- „Ich kann es nicht mehr allein." (Selbstoffenbarung)
- „Das Fenster ist offen, ich möchte es aber lieber geschlossen haben." (Sachebene)
- „Bitte hilf mir, ich friere." (Appell)
- „Ich bin die Hilflose, doch meine Tochter kümmert sich gut um mich." (Beziehungsebene)

Wir sollten deshalb immer versuchen, die unterschiedlichen Hintergründe einer Aussage herauszufinden und auf mehreren Ohren zu hören.

Allgemeine Umgangs- und Kommunikationsgrundsätze

- Respekt und Wertschätzung sollten die Grundlage jedes menschlichen Miteinanders sein. Wir müssen nicht alle einer Meinung sein, wir sollten aber Meinungen anderer stehen lassen können, auch wenn sie unserer eigenen widerspricht.

- Wir sollten Pflegebedürftigen gegenüber nicht in herabsetzende Sprache verfallen. Wir „füttern" Tiere und Babys, aber nicht erwachsene Personen. Hier sprechen wir von „Essen geben" oder in der Pflegefachsprache von „Essen anreichen".
  Einen Latz trägt ein Baby! Erwachsene tragen einen Kleiderschutz.
  Ebenso waschen wir nicht den „Pipi" oder das „Popöchen", sondern den Penis oder das Gesäß.

- Achtloses Verhalten gegenüber anderen wäre außerdem

  o Über Flure zu rufen, anstatt direkt mit der Person zu reden
  o Bei offenen Türen laut sprechen, so dass jeder mithören kann
  o Halbe Sätze reden, aber auch ellenlange, verschachtelte
  o Oft Phrasen wie „Ich muss noch ..." oder „Ich mach schnell ..." benutzen
  o Verallgemeinerungen, wie „Wie geht es uns heute?" (Wieso „wir", anstatt ihn direkt als Person anzusprechen?)
  o Fehlender Blickkontakt beim Reden
  o Schnelles Dahinreden oder häufige Unterbrechungen
  o Knappes, genervtes Auftreten und grimmige Gesichtszüge
  o Nicht *mit* dem Pflegebedürftigen zu sprechen, sondern in seinem Beisein nur mit anderen *über* ihn
  o Die Aufmerksamkeit auf andere Dinge zu richten (z.B. Handy, Zeitung), während du bei ihm bist, zum Beispiel während des Esseneingebens

- Ein positives Verhalten wäre

  - Klare und eindeutige Sätze formulieren, so dass der Pflegebedürftige sie möglichst verstehen und ihnen folgen kann
  - Herauszufinden, ob dein Angehöriger dich vollständig und richtig verstanden hat
  - Bei der Kommunikation direkten Blickkontakt halten, dann kann er dich besser einschätzen und umgekehrt kannst du wertvolle Hinweise aus seiner nonverbalen Sprache gewinnen
  - Bei Unklarheiten nicht subjektiv interpretieren, sondern konkret nachfragen (gegebenenfalls wiederholt) oder auf andere Weise versuchen Klarheit zu finden
  - Kommuniziere immer mit freundlicher Mimik und Gestik, einem Lächeln oder einer liebevollen Berührung an Schulter, Armen oder Händen

Nonverbale Kommunikation

Jede Kommunikation wird begleitet von nicht ausgesprochenen Signalen, die der Körper des Redenden unwillkürlich begleitend zum eigentlichen Sprechen aussendet. Dazu gehören Mimik, Gestik, Blicke, Atmung, aber auch Stimmlage, Lautstärke und Geschwindigkeit des Sprechens. Körpersprache gibt uns viele Hinweise über die Gefühlswelt unseres Gegenübers, seine Aufrichtigkeit und vielleicht über die wahren Absichten. Je weniger ein Mensch sich mit Worten auszudrücken vermag, desto mehr müssen wir auf seine Körpersprache als Hinweisgeber achten. Auf diese Weise können wir Schmerz, Ekel, Verzweiflung, Ablehnung, aber auch Zustimmung, Freude oder Wohlempfinden unseres Gesprächspartners erkennen.

Versuche, Folgendes aus seiner Körpersprache herauszufinden:

- Gibt es Anzeichen von Schmerzen?
- Versucht er verzweifelt, irgendwelche Körperteile zu benutzen, was ihm nicht ausreichend gelingt?
- Nimmt er Schonhaltungen ein?
- Welche Bewegungen versucht er zu vermeiden?

- Gibt es Anzeichen von Stöhnen, Weinen oder unterschwelligen anderen Lauten?
- Wie verändert sich sein Gesicht, wenn du ihn drehst, wäschst oder ankleidest?
- Findest du Anzeichen von Nervosität in Form von trommeln, wippen oder unruhigen Bewegungen?
- Wie ist die Atmung: tief, flach, schnell?
- Sind seine Muskeln: entspannt, angespannt, verspannt?
- Wie reagiert er auf Berührungen?

Nonverbale Kommunikation ist ein weites Feld, das es wert ist, tiefer darin einzutauchen. Sie umspannt unser gesamtes Leben, und zwar jeden Tag, wo immer wir mit Menschen zu tun haben. Wenn du stärkeres Interesse daran gefunden hast, solltest du dich näher damit befassen. Zu diesem Thema findest du zahlreiche Bücher und Seminare kompetenter Trainer und Autoren. Es bereichert uns nicht nur in der Pflege, sondern in jeglichem Bereich menschlichen Miteinanders.

Kapitel 4
Toilettengang, Ausscheidungen, körperliche Tabus

Wer pflegt, kommt dabei grundsätzlich mit den intimsten Bereichen menschlicher Persönlichkeit in Kontakt. Wir müssen intime Körperbereiche sehen und anfassen und mit Erbrochenem, Urin und Stuhl umgehen. Das löst anfänglich sowohl bei der pflegenden wie auch der pflegebedürftigen Person Scham aus. Diesem Zustand müssen Sie sich beide stellen und damit umgehen lernen.

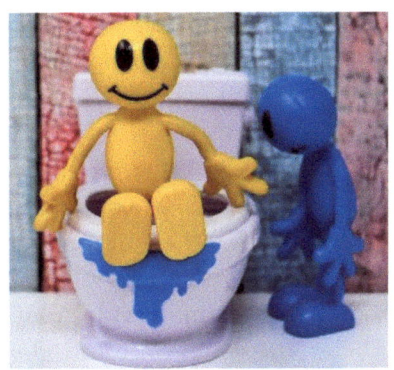

- Scham ist ein natürliches Gefühl und wir kommen in der Pflege zwangsweise in die intimsten Bereiche eines Menschen.
- Bewahre Geduld, Einfühlungsvermögen und Sensibilität gegenüber der Situation und deinem Angehörigen.
- Sprecht miteinander offen über eure Gefühle und macht euch beide klar, dass das alles ganz normal und vor allem notwendig ist.
- Miteinander Reden und gemeinsames Lösen peinlicher Situationen baut allmählich gegenseitiges Vertrauen auf.
- Gehe möglichst natürlich mit ekeligen Situationen und Gerüchen um. Jeder Mensch gewöhnt sich mehr oder weniger an diese Dinge und verliert nach einiger Zeit in hohem Maße das Ekelgefühl. Gib dir selbst diese Zeit dazu.
- Nutze kleine psychologische Tricks, um besser damit umgehen zu können:
  - Atme vorher am offenen Fenster tief durch.
  - Wasche dir zwischendurch die Hände, nicht (nur) um sauber zu werden, sondern um dieses „schmutzige" Gefühl abzustreifen.
  - Lüfte durch, benutze Raumsprays oder duftende Cremes, lutsche Pfefferminzbonbons oder nimm Mundsprays.

Tipps für die Begleitung zur Toilette

- Der Weg dorthin sollte frei von Hindernissen und Stolperfallen sein.
- Sorge für gute Beleuchtung auf diesem Weg, auch nachts. Das erreichst du unkompliziert mit Nachtlichtern an allen zentralen Stellen und Bewegungsmeldern.
- Der Angehörige sollte aus Sicherheitsgründen die Toilettentür nicht zuschließen, auch dann, wenn er noch allein hinein gehen kann. Ein Hinweisschild außen an der Tür kann helfen, ihn daran zu erinnern, denn besonders dementen und verwirrten Menschen fehlt oft Orientierung oder Erinnerung.
- Viele Pflegebedürftige vergessen schlicht und ergreifend, auf die Toilette zu gehen. Hilfreich könnten hier feste Toilettenzeiten oder gleichbleibende Abstände des Toilettengangs sein.
- Je nach den Fähigkeiten des Angehörigen, verrichtet dieser noch allein seinen Toilettengang. Warte in diesem Fall draußen oder bleibe unterstützend im Raum.
- Wo er kann, reinigt er sich selbst. Ist das nicht mehr möglich übernimmst du diese Tätigkeiten.
- Trage dabei Einmalhandschuhe und benutze eventuell reinigende Feuchttücher.
- WICHTIG: Wische immer von vorne nach hinten, also Richtung After, nie umgekehrt oder hin und her. Du vermeidest dadurch eine Infektion, die sich vor allem bei Frauen meist als Blasenentzündung äußert.

Häufig benutzte Hilfsmittel für den Toilettengang

- Ein Bidet-Einsatz erleichtert das Waschen des Intimbereichs im Sitzen
- Toilettensitzerhöhungen erleichtern das Hinsetzen auf die Toilette und das Aufstehen.
- Haltegriffe an der Wand sorgen für Sicherheit.
- Für die Nacht oder bei mangelnder Mobilität empfiehlt sich ein Toilettenstuhl. Die Rollen sollten immer festgestellt sein und nur zum unmittelbaren Rollen gelöst werden. Der unter dem Sitz

befindliche Auffangeimer sollte sich immer gereinigt an seiner Stelle im Stuhl befinden.

- Für Bettlägerige empfiehlt sich eine Urinflasche und eine Bettpfanne. Letztere wird auch Steckbecken genannt. Beide sollten direkt nach dem Benutzen gereinigt, desinfiziert und wieder griffbereit aufbewahrt werden.

Inkontinenz

Urin oder Stuhl nicht mehr halten zu können ist für Betroffene ein peinlicher Umstand. Sie sprechen meist nicht darüber und vertrauen sich sehr spät dem Arzt oder einem Angehörigen an. Dabei ist es eine weit verbreitete körperliche Schwäche, die mit zunehmendem Alter immer häufiger auftritt. Wir unterscheiden zwischen verschiedenen Inkontinenzformen. Die Ursachen können jeweils vielfältig sein. Inkontinenzen sollten immer mit dem Arzt besprochen werden.

Inkontinenzarten

- *Harninkontinenz* ist, wenn jemand den Urindrang nicht mehr steuern kann.
- *Stuhlinkontinenz* bedeutet, seinen Kot zum Teil unwillkürlich zu verlieren.
- Wir sprechen von einer *Belastungsinkontinenz*, wenn Harn zum Beispiel beim Niesen, Lachen, Husten, schwer Heben, also bei plötzlicher Muskelkontraktur, abgeht.

Hilfreiches bei Inkontinenz

- Feuchttücher, Vorlagen und andere benötigte Gegenstände am besten griffbereit neben der Toilette oder dem Toilettenstuhl platzieren.
- Zwei Eimer aufstellen. Einen Abfalleimer für benutzte Feuchttücher, Vorlagen, etc., einen Eimer für verschmutzte Wäsche.
- Die Eimer regelmäßig entleeren, um Geruchsbildung zu vermeiden. Ein kleines Schäufelchen voller Katzenstreu im eingespannten Müllbeutel bindet ebenfalls Gerüche.

- Waschbare Unterlagen oder Einmalunterlagen schützen gegebenenfalls Sessel oder Couch. Lege Handtücher oder eine Decke darüber.
- Die Kleidung des Angehörigen sollte leicht zu öffnen sein. Hierzu eigenen sich zum Beispiel Hosen mit Gummizug oder Klettverschluss.
- Wer oft Harnprobleme hat, neigt dazu weniger zu trinken, damit er nicht häufiger aus Klo muss. Aber um einen guten Stoffwechsel zu erhalten und Harnwegsinfekten vorzubeugen, sollte ein Pflegebedürftiger trotzdem ausreichend über den Tag verteilt trinken.
- Beobachte das Aussehen und den Geruch des Urins. Sie können Hinweise auf mögliche Krankheiten geben.
  - Eine normale Ausscheidungsmenge täglich ist 1 bis 2,5 Liter. Überschreitet sie häufig 3 Liter oder unterschreitet sie einen halben Liter, dann sollten wir einen Arzt aufsuchen.
  - Bitte ebenfalls den Arzt informieren, wenn der Urin blutig ist, sehr dunkel, trüb-ausgeflockt, wenn er faulig oder nach Obst oder schlichtweg sehr intensiv riecht.
  - Schmerzen beim Wasserlassen oder übermäßig häufiger Harndrang sollten ebenfalls ärztlich abgeklärt werden.
- Nutze Vorlagen, Pants und andere Hilfsmittel, die Urin und Stuhl auffangen. Bei ärztlich festgestellter Inkontinenz übernimmt diese Kosten oft die Krankenkasse. Sprich mit dem Arzt und Pflegedienst darüber und lasse dich in Sanitätsgeschäften beraten.

Toilettentraining

- Stelle mit deinem Angehörigen einen festen Toilettenplan auf. Die Zeiten richten sich nach seiner allgemeinen Trinkmenge, -zeiten und Blasenvolumen. Ein anfängliches Trink-Toiletten-Tagebuch hilft bei der Ermittlung wertvoller Daten.
- Verbinde den Toilettengang mit alltäglichen Tätigkeiten, wie etwa vor oder nach den Mahlzeiten, nach dem Zähneputzen oder vor dem abendlichen Spielfilm.
- „Treibende" Lebensmittel sollten aus dem Speiseplan weitmöglich gestrichen werden. Das sind zum Beispiel Kaffee oder scharfe Speisen.
- Ein verkrampfter Allgemeinzustand fördert ebenfalls Inkontinenz. Linderung hierfür könnten Entspannungsübungen bieten.

„Wisst ihr noch, damals …
da ist man wach geworden
und es tat nichts weh.
Das waren noch Zeiten!“

Kapitel 5
Gezielte Vorbeugung (Prophylaxen)

Prophylaxen sind vorbeugende Maßnahmen, um Beeinträchtigungen der Gesundheit durch Risikofaktoren, Krankheiten oder Unfällen zu vermeiden. Die professionelle Pflege definiert verschiedene Prophylaxen und entsprechende Maßnahmen dazu. Wir unterscheiden:

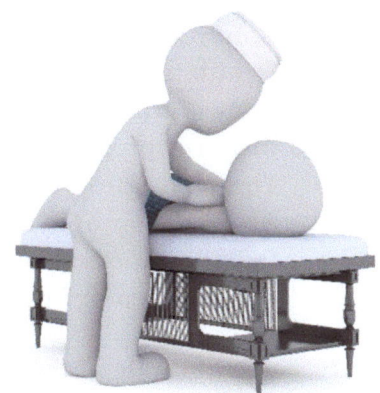

Primärprophylaxe
Ist ein Patient besonders gefährdet, so wird bereits vorher mit geeigneten Maßnahmen darauf geachtet, dass er eine bestimmte Krankheit möglichst nicht bekommt.
Beispiel: Dekubitusprophylaxe bei bettlägerigen Personen (Dekubitus = Wundliegen).

Sekundärprophylaxe
Ist ein Patient bereits an einer bestimmten Krankheit erkrankt, so werden in der Pflege systematisch vorbeugende Maßnahmen ergriffen, damit die Krankheit möglichst nicht weiter fortschreitet.
Beispiel: Dekubitusprophylaxe bei Bettlägerigen, die bereits Rötungen oder gar offene Hautstellen zeigen.

Tertiärprophylaxe
Vorbeugung von Rückfällen.
Beispiel: Thromboseprophylaxe nach einem Herzinfarkt.

Prophylaxearten

Standardisierte Prophylaxemaßnahmen sind ein fester Bestandteil in der Pflege. Dazu gehören unter anderem:

- Sturzprophylaxe
- Dekubitusprophylaxe
- Kontrakturenprophylaxe
- Intertrigoprophylaxe
- Thromboseprophylaxe
- Aspirationsprophylaxe
- Dehydratationsprophylaxe
- Pneumonieprophylaxe

Entscheidend für den Erfolg aller prophylaktischen Maßnahmen ist, dass sie regelmäßig und konsequent durchgeführt werden.

Die einzelnen Prophylaxen kurz beschrieben

Sturzprophylaxe

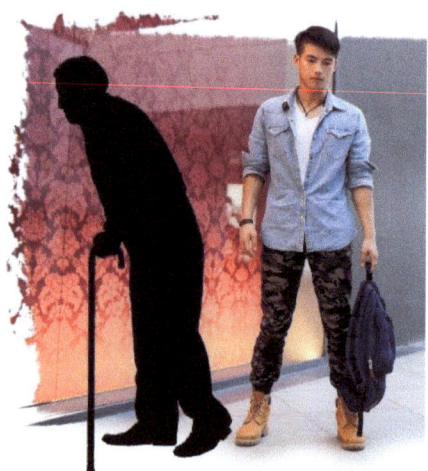

Maßnahmen, um Stürzen gefährdeter Personen vorzubeugen, die häufig Ursache für die Pflegebedürftigkeit älterer Menschen sind.

Mögliche Folgen von Stürzen:

- Schmerzhafte Hämatome (Blutergüsse)
- Kopfverletzungen
- Knochenbrüche (v.a. Oberschenkelhalsbruch, Oberarmfraktur, Schulterfraktur)

Ursachen, die bei der stürzenden Person selbst zu finden sind (Intrinsische Faktoren):

- Plötzliche Erkrankungen, wie Herzinfarkt oder Schlaganfall
- Störungen in der Körperhaltung, beispielsweise bei Arthrose der Knie oder Bandscheibenverschleiß
- Verringerte Fähigkeit einen Sturz abzufangen
- Plötzlicher Bewusstseinsverlust
- Verwirrtheit
- Angst, Unruhe, Depression
- Sprachstörung (Die pflegebedürftige Person kann zum Beispiel ihre Wünsche schlecht äußern und versucht deshalb allein einen Toilettengang)
- Gangbildveränderungen im Alter, z.B. kleinere Schritte oder schlurfender Gang
- Benommenheit durch Medikamente

Ursachen, die wir in der Umgebung finden (extrinsische Faktoren):

- Stolperfallen (Kabel, schwer erkennbare Stufen, schlechtsitzende Brillen oder falsche Brillenstärke, zu lange oder weite Kleidung, schlechtsitzende Schuhe).
- Lichtverhältnisse (nicht ausreichend oder fehlend, blendend, lange Schatten)
- Frisch gereinigte Böden (noch nass, blank gebohnert)
- Veränderungen im Zimmer (Patient ist an andere Möbelstellung, Vorhänge, Gegenstände auf den Böden gewöhnt)
- Schlecht eingestellte Hilfsmittel (z.B. Rollator) oder eine falsche und unzureichende Einweisung in diese

Maßnahmen zur Sturzprophylaxe

- Sturzgefahren beseitigen oder deutlich kennzeichnen
- Für geeignete Lichtverhältnisse sorgen
- Stolperfallen beseitigen (Kabel, Teppiche, Mülleimer, Türschwellen, etc.)

- Haltegriffe in Toilette, Bad und Fluren anbringen
- Stühle und Hilfsmittel der Körpergröße des Pflegebedürftigen anpassen
- Weitere Hilfsmittel erwägen, wie Hüftprotektoren, Duschstühle, Badewannenlifter, Treppenlifte, Toilettensitzerhöhungen.
- In schwerwiegenden Fällen Fixierungen, z.B. durch Bettgitter. WICHTIG: Diese dürfen nur auf richterlichen Beschluss oder persönlichen Wunsch des Pflegebedürftigen angebracht werden (am besten durch schriftliche Willensäußerung mit Datum und Unterschrift)!!!
- Auf sturzgefährdende Wirkung von Medikamenten achten (z.B. Wassertabletten, abführende oder dämpfende Mittel)

Dekubitusprophylaxe

Maßnahmen, die einem Wundliegen vorbeugen.

Erkennen

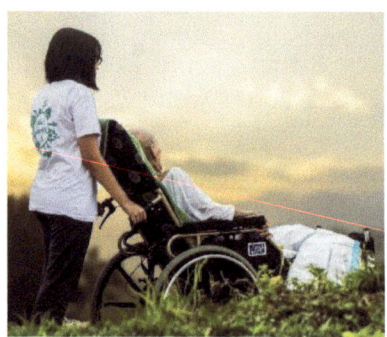

Das erste und wichtigste Element der Dekubitusprophylaxe ist das Erkennen des Risikos. Dazu ist Fachwissen und Erfahrung nötig. Pflegefachkräfte sind entsprechend geschult. Die Haut des Patienten sollte mehrmals pro Woche an den gefährdeten Stellen auf entsprechende Veränderungen inspiziert werden, z.B. auf Rötungen, die sich nicht mehr wegdrücken lassen (Fingertest).

Mobilisation

Soweit möglich, den Bedürftigen regelmäßig mobilisieren und zur selbstständigen Bewegung auffordern. Achtung: Auf Schonen des Gewebes achten und Druck- und Scherkräfte vermeiden.

Ernährung

- Ausreichende Menge an Nährstoffen (auf gute Qualität achten). Ausgewogenheit an Kohlenhydraten, Proteinen, Fetten, Vitaminen und Mineralstoffen (Zink, Natrium, Calcium, etc.). Letztere werden nur bedingt vom Körper gespeichert und müssen regelmäßig mit der Nahrung aufgenommen werden. Ein Proteinmangel kann zu Ödemen (Wassereinlagerungen) führen oder die Gewebserneuerung behindern, was z.B. bei der Wundheilung wichtig ist.
- Auf eventuelle Essstörungen, Kau- und Schluckbeschwerden achten
- Eventuell Spezialnahrung, um Mangelernährung zu vermeiden
- Auf ausreichende Trinkmenge achten. Es besteht Austrocknungsgefahr und schlechtere Durchblutung. Alte und bettlägerige Personen neigen dazu, (viel) zu wenig zu trinken.

So funktioniert der Fingertest

➢ Du hast eine Rötung an einer gefährdeten Stelle erkannt (z.B. am Steißbein)

➢ Drücke mit einem Finger leicht auf diese Stelle

➢ Ist es nur eine Entzündung oder gereizte Stelle, dann drückst du damit das Blut unter der Haut kurzfristig weg und du siehst eine weiße Umrandung dort, wo du drückst.

➢ Bleibt die Rötung auch während des Drückens bestehen, dann handelt es sich um einen beginnenden Dekubitus und du solltest sofort entsprechende Maßnahmen einleiten und deinen Pflegedienst informieren

Lagerungen

- Lagerungen und regelmäßige Positionsänderungen durchführen. Sie sollten regelmäßig in zeitnahen Abständen erfolgen. Dadurch wird das Gewebe entlastet und für eine ausreichende Durchblutung gesorgt.
- Makro- und Mikrolagerungen, bzw. -bewegungen. Makrobewegungen sind ein „normales" Bewegen, z.B. beim Umsetzen.
Mikrobewegungen sind kleinste, fast unmerkliche Bewegungen, die für die Veränderung der Druckverteilung des Körpers trotzdem viel bringen, z.B. ein mehrfach zusammengelegtes Handtuch, das unter eine Gesäßhälfte geschoben wurde, nach einiger Zeit wieder herausziehen.

Hilfsmittel

Zum Beispiel Weichlagerungs- oder Wechseldruckmatratzen. Bedarf und Einsatz genauestens erwägen, da es z.B. bei Schlaganfallpatienten durch Wahrnehmungsstörungen zu einer Verstärkung der Symptomatik kommen kann. Schmerzpatienten wiederum könnten Schonhaltungen entwickeln.

Hautpflege

Auf gute und regelmäßige Hautpflege achten. Es sollten möglichst Wasser-in-Öl-Lotionen (w/o), also Fettcremes verwendet werden. Feuchte Haut vermeiden.

Wichtiges für Bettlägerige

Durchgeschwitzte Kleidung oder Bettzeug vermeiden. Feuchte Haut fördert das Entstehen von Dekubitus. Im Bett sollten möglichst keine Fremdkörper liegen, die Druck auf die Haut ausüben könnten. Ebenso auf unnötiges und übermäßiges Inkontinenzmaterial achten und falls möglich weglassen.
Wir sollten die Maßnahmen regelmäßig, möglichst mehrmals am Tag auf ihre Wirksamkeit hin überprüfen. Wir erreichen das am besten durch

gute Hautinspektion, die wir beim Mobilisieren oder der Körperpflege durchführen. Hautveränderungen dokumentieren, damit sie bei Bedarf über einen gewissen Zeitraum hinweg beurteilt werden können. Wende dich bei Hautrötung, die sich nicht wegdrücken lässt (Fingertest) bitte umgehend an eine geschulte Pflegekraft.

Kontrakturenprophylaxe

Das sind Maßnahmen zur Vermeidung von Kontrakturen, also Verkürzungen von Muskeln, Sehnen und Bändern an Gelenken. Diese führen zu Bewegungseinschränkungen oder Zwangsfehlstellungen der entsprechenden Gelenke.
Durch diese Prophylaxe soll die Beweglichkeit der Gelenke erhalten und gefördert werden. Weiterhin wird dadurch einem eventuellen Muskelschwund und einer Sehnenverkürzung vorgebeugt. Soweit möglich, sollte der Betroffene diese Prophylaxe selbstständig durchführen (aktive Bewegung).

Vorgehen

- Risiko erkennen
- Beobachtung von Bewegungsabläufen und Gelenkstellung
- Frühzeitige Mobilisation und Fördern von Mobilisieren
- Eventuell gute Schmerztherapie, um eine daraus resultierende Schonhaltung zu vermeiden
- Bewegungsübungen
    o Aktive Bewegungsübungen: Der Betroffene übt regelmäßig selbst die Beweglichkeit seiner Gelenke, gegebenenfalls unter Aufsicht einer Pflegeperson
    o Passive Bewegungsübungen: Ein Physiotherapeut oder eine Pflegekraft mobilisiert die Gelenke möglichst zweimal am Tag
    o Assistive Bewegungsübungen: Der Patient übt selbst, soweit möglich, wird dabei aber vom Physiotherapeuten oder einer Pflegekraft unterstützt.
    o Resistive Bewegungsübungen: Die Gelenke werden gegen einen Widerstand mobilisiert

Intertrigoprophylaxe

Maßnahmen zur Vorbeugung von juckenden, nässenden Hautdefekten in Hautfalten, wie zum Beispiel unter einer weiblichen Brust oder in Bauchfalten.

Wenn Haut auf Haut liegt, dann kann es zu Feuchtigkeitsstau und aufgeweichter (mazerierter) Haut kommen. Eine so geschädigte Haut entwickelt zum Beispiel durch Bewegung weniger Widerstandkraft und Pilz- oder bakterielle Infektionen können die Folge sein.

Risikofaktoren

- Übergewicht
- Verstärktes Schwitzen
- Unzureichende Körperpflege
- Inkontinenz
- Diabetes mellitus (Zuckerkrankheit), aus der heraus sich Wundheilungsstörungen einstellen können

Gefährdete Körperbereiche

- Unterhalb von Brüsten, vor allem bei Frauen oder fettleibigen Personen
- Bauchfalten
- Leisten
- Innenseite der Oberschenkel
- Analfalte
- Dammregion
- Zwischenräume von Finger und Zehen
- Achselhöhlen
- Bei Kontrakturen: Ellenbeugen
- Hals und Kinnfalte, vor allem bei Fettleibigkeit
- Hoden

Symptome

- Deutlich abgegrenzte Hautrötungen an den gefährdeten Stellen
- Jucken oder Brennen

Prophylaktische Maßnahmen

- Gründliche Hautpflege
- Gründliches Abtrocknen der Haut nach der Pflege und bei Schwitzen
- Gezielte Anwendung geeigneter Hautpflegeprodukte
- Dünn aufgetragene Salben und Öle.
  ACHTUNG: Keine Puder oder Feuchtigkeitscremes verwenden, sondern Fettcremes.
- Betroffene Körperstellen durch Einlegen von Mull- oder Baumwollstreifen trocken halten
- Eventuelles Inkontinenzmaterial rechtzeitig wechseln
- Hautfreundliche, atmungsaktive Kleidung, möglichst aus Naturmaterial
- Frauen sollten weiche, nicht scheuernde BH tragen
- Regelmäßige gründliche Hautbeobachtung
- Betroffene Personen immer wieder direkt nach juckenden Hautstellen fragen

Thromboseprophylaxe

Das sind Maßnahmen zur Vorbeugung von Thrombosen (Blutgerinnseln). Dadurch wird gleichzeitig dem Entstehen von Embolien (Verschluss von Blutgefäßen) vorgebeugt.

Thromboseprophylaxen werden durchgeführt:

- bei größeren Operationen
- als Sekundärprophylaxe bei bereits eingetretenen Thrombosen und nach Embolien
- Patienten mit Vorhofflimmern und künstlichen Herzklappen

Maßnahmen

- Einsatz von Blutgerinnung hemmender Medikamente nach ärztlicher Verordnung
- Frühmobilisation (innerhalb von 72 Stunden nach einem bewegungseinschränkenden Ereignis, wie z.B. Schlaganfall, Herzinfarkt oder verordneter Bettruhe nach Operation oder Aufenthalt auf einer Intensivstation).
- Bewegungsübungen
- Kompressionsstrümpfe oder -verbände

Aspirationsprophylaxe

Aspiration ist das unabsichtliche Einatmen von Fremdkörpern oder Flüssigkeiten. Diese können von außen kommen (z.B. durch Nahrung oder Getränken) oder von innen (z.B. rückfließender Magensaft). Besonders gefährdet in der Pflege sind Personen mit neurologischen Defiziten oder starkem körperlichen Abbau.
Medizinische Maßnahmen wollen wir hier nicht näher betrachten, da diese medizinischem Fachpersonal vorbehalten sind.

Pflegerische Maßnahmen

- Oberkörper hochlagern beim Essen und Trinken
- Nur kleinere Bissen und Schlucke verabreichen
- Dem Pflegebedürftigen genügend Zeit zum Kauen und Schlucken geben. Besonders ältere und durch Krankheit eingeschränkte Personen brauchen oft sehr lange dazu
- Mundhygiene nach dem Essen, dabei Essensreste im Mund entfernen
- Nach Aufnahme von Speisen und Getränken den Oberkörper mindestens noch eine halbe Stunde erhöht lassen, um einen Reflux (Zurückfließen des Nahrungsbreis und der Flüssigkeiten in die Speiseröhre oder höher) zu vermeiden
- Getränke gegebenenfalls mit einem geeigneten Mittel verdicken
- Schlucktraining durch Physiotherapeuten

Dehydratationsprophylaxe

Vermeidung eines Flüssigkeitsdefizits (Dehydratation)
Wir sollten pro Tag etwa 2 – 2,5 Liter Flüssigkeit zu uns nehmen, abhängig vom Körpergewicht. Man rechnet als täglichen Bedarf 30 ml Flüssigkeitszufuhr pro Kilo Körpergewicht. Ein 70 Kilogramm schwerer Mann braucht demnach 2,1 Liter (30 ml x 70 = 2100 ml = 2,1 L). Eine gesunde Person darf gerne mehr trinken. Bei Kranken kann aus medizinischen Gründen allerdings auch ärztlich eine Flüssigkeitsreduktion verordnet werden. Grund hierfür könnten schwere Herz- oder Nierenfunktionsstörungen sein.
Ältere Personen oder Menschen mit neurologischen Erkrankungen empfinden oft keinen Durst. Eine Folge daraus ist, dass sie zu wenig trinken und allmählich austrocknen.

Medizinische Maßnahmen

- Flüssigkeitsbilanzierung
- Flüssigkeitszufuhr durch Infusion
- Überprüfung der Medikation, zum Beispiel Wassertabletten (Diuretika)

Pflegerische Maßnahmen

- Durch kontinuierliche Krankenbeobachtung das Risiko erkennen
- Die betroffene Person aufklären
- Trinkplan erstellen
- Beim Trinken Unterstützung leisten
- Öfters zum Trinken (wenn auch nur kleiner Schlucke) motivieren
- Motivation zum Trinken durch Servieren von Lieblingsgetränken
- Getränke immer in ausreichender Menge in der Nähe griffbereit halten
- Die nächste Flasche gegebenenfalls bereits „voröffnen", also öffnen und leicht wieder zudrehen. Das hilft Alten oder Kranken, denen aufgrund eingeschränkter Motorik oder Kraft das Öffnen einer Flasche schwerfällt.

Pneumonieprophylaxe

Vorbeugung einer Lungenentzündung (Pneumonie).
Gefährdet sind besonders Personen, die sich leicht verschlucken, eine schwache Immunabwehr, flache Atmung, im Mund Entzündungen und eher trockene Schleimhäute haben. Dies trifft oft auf alte Menschen zu.
Die häufigste Ansteckung zur Pneumonie finden wir durch Bakterien, aber auch Pilze und Viren. Bei kranken Pflegebedürftigen wird eine Lungenentzündung auch durch Aspiration ausgelöst, also wenn Speisereste, Getränke oder Mageninhalt in die Atemwege geraten.

Ziele der Pneumonieprophylaxe

- Vorübergehende Steigerung der Lungendurchblutung
- Fördern des Abhustens von Schleim
- Ausreichende Sauerstoffaufnahme sichern
- Beheben einer möglichen Fehlatmung

Mögliche Maßnahmen

- Regelmäßig, sorgfältige Mundpflege
- Den Angehörigen zum Atmen durch die Nase motivieren
- Ausreichend Flüssigkeitsaufnahme (mindestens 1,5 bis 2 Liter pro Tag). Das unterstützt das Lösen von Hustensekret
- Eventuell Inhalieren mit Kochsalzlösung oder Kamillentee
- Angenehme, eher warme Zimmertemperatur, dabei jedoch auf ausreichende Luftfeuchtigkeit achten. Diese erreichen wir zum Beispiel, indem ein feuchtes Handtuch über die Heizung gelegt wird, eine Wasserschale oder mit einem Luftbefeuchter
- Der Betroffene sollte eventuelles Sekret in ein Taschentuch abhusten
- Jegliche Maßnahme gegen Verschlucken. Dazu siehe auch das Kapitel Aspirationsprophylaxe
- Sorge dafür, dass die Lunge möglichst gut mit Luft versorgt (belüftet) wird. Dies ist möglich durch:

- o Häufiges Lüften des Zimmers
- o Falls möglich, viel spazieren gehen
- o Viel lachen oder singen
- o Möglichst oft aufstehen oder im Bett Bewegungsübungen machen
- o Hochlagern des Oberkörpers im Bett
- o Mit Erkältungssalben Rücken und Brust einreiben
- o Atemübungen

Mögliche Anzeichen einer Lungenentzündung

- Schüttelfrost
- Hohes Fieber ($\geq$ 39 Grad)
- Atembeschwerden
- Schwachheit, Müdigkeit
- Trockener Husten, oft begleitet von gelb-grünem oder braunem Auswurf
- Rasselnder, pfeifender Atem
- Häufig auch Dämmerzustand oder Verwirrtheit

„Ich bin jetzt in dieser besonderen Lebensphase zwischen gepflegt aussehen und gepflegt werden"

Kapitel 6
Maßnahmen zur individuellen Pflege und Mobilisation

Hygiene

Definition

Hygiene ist die wissenschaftliche Lehre zur Vermeidung von Krankheiten, Erhaltung der Gesundheit und dem Verhindern von Entstehung und Ausbreitung von Krankheiten.

Allgemein

Alte und pflegebedürftige Menschen sind häufig schwach und anfälliger für Krankheiten. Aus diesem Grund müssen wir im Umgang mit ihnen besonderen Wert auf Hygiene legen. Wir sollten eine gesunde Einstellung dazu entwickeln. Weder zu lockeres, noch panisch übertriebenes Handeln sind sinnvoll.
Mit zu den Hauptüberträgern von Keimen gehören unsere Hände.

- Wir sollten beim Umgang mit Pflegebedürftigen auf unsere eigene Pflege achten, um das Übertragen von Krankheitskeimen zu minimieren.
- Wir sollten vor Beginn der Pflegehandlungen unsere Hände fachgerecht desinfizieren.
- Wir sollten, wo sinnvoll, Einmalhandschuhe tragen. Achtung: Oft ist weniger mehr.
- Wir sollten nach der Pflege die Hände erneut desinfizieren.

Eher mal desinfizieren, als Hände waschen! Warum? Ein Händedesinfektionsmittel enthält rückfettende Substanzen und wir reiben eventuell gelöste Fettteilchen wieder zurück in unsere Haut, außerdem werden die Hände schneller wieder trocken. Waschen löst die Fettsubstanzen unserer Haut und spült sie durch den Abfluss weg. Die Haut trocknet also durch Waschen schneller aus.

Wann desinfizieren oder waschen? Grundsätzlich vor dem Umgang mit Speisen, nach Toilettengang, beim Umgang mit Körperflüssigkeiten, benutzter Wäsche oder Abfall, bei der Intimpflege der Pflegebedürftigen und Umgang mit Wunden. Bei diesen Tätigkeiten (außer dem Umgang mit Speisen) sollten wir Einmalhandschuhe tragen.

Wichtig: Erst desinfizieren/waschen, dann (nach gründlichem Abtrocknen) die Handschuhe anziehen. Die Handschuhe selbst bitte nie desinfizieren, es würde die Weichmacher im Handschuh anlösen. Gegebenenfalls die Handschuhe wechseln.

Hände lieber desinfizieren
Optisch saubere Hände nur desinfizieren! Soll sichtbarer Schmutz oder klebrige Rückstände (z.B. zuckerhaltige Speisenreste) entfernt werden, dann *erst* desinfizieren, *danach* mit Seife waschen und *gründlich* abtrocknen.

Faustregel für Handschuhe
Handschuhe so kurz wie möglich, aber so lange wie nötig tragen. Hände schwitzen sehr schnell unter dem Handschuh, was eine rasche Vermehrung von Keimen auf den Händen und zugleich das Aufweichen der Haut und damit die Anfälligkeit fördert.

Fachgerechte Händedesinfektion

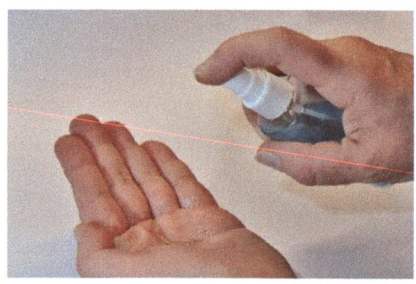

Circa 5 ml Händedesinfektionsmittel in die hohle Hand geben. Das ist die Menge, bei der die Hände etwa 30 Sekunden lang feucht bleiben, was der Einwirkzeit der meisten Desinfektionsmittel entspricht, um ihre volle Wirkung zu entfalten. Bitte vorher auf der Flasche nachlesen. Es gibt auch Mittel, die nur 15 Sekunden benötigen. Diese sind allerdings seltener.
Hände gut einreiben. Es sollten die Handflächen, -rücken, Fingerzwischenräume, beide Daumen, auch Fingernägel und Fingerspitzen gut benetzt sein. Überschüssiges Mittel nie abputzen, sondern an der Luft abtrocknen lassen!

Fachgerechtes Händewaschen

Immer Flüssigseife verwenden! Auf festen Seifenblöcken sammeln sich nämlich Keime in hohem Maß. Feuchte Hände gut (!) einschäumen, dabei wie beim Desinfizieren auch Handrücken, Fingerzwischenräume, Daumen, etc. beachten. Danach unter fließendem Wasser gründlich wieder abwaschen und ebenfalls gründlich abtrocknen. Mehrmals am Tag die Hände eincremen, dabei sind Fettcremes (w/o) den normalen Feuchtigkeitscremes (o/w) vorzuziehen.

w/o Lotion
Wasser-in-Öl-Lotion
Es überwiegt der Fettanteil

o/w Lotion
Öl-in-Wasser-Lotion
Es überwiegt der Wasseranteil

Hygiene von Wäsche und Kleidung

Neben den Händen ist auch Kleidung ein starker Überträger von Keimen. Deshalb bitte folgende Regeln beachten:

- Eigene Kleidung oder die des Angehörigen sofort wechseln, wenn sie mit Körperflüssigkeiten beschmutzt ist, denn gerade Blut, Urin, Speichel, etc. bergen besonders viele krankmachende Keime.
- Bei der Pflege einfache, lockere Kleidung tragen, die mindestens bei 60° waschbar ist. Diese, wenn möglich, nur bei der Pflegetätigkeit tragen, denn sie ist besonders keimbelastet und hat im Alltag nichts zu suchen.
- Hilf deinem Angehörigen, möglichst täglich die Unterwäsche zu wechseln.
- Bettwäsche alle zwei Wochen wechseln, bei bettlägerigen Personen möglichst sogar wöchentlich, außerdem bei Verschmutzungen.
- Gebrauchte Wäsche bitte sofort in einen Wäschekorb werfen. Mit Blut, Urin, Erbrochenem, etc. verschmutzte Wäsche separat waschen, bei kranken Personen möglichst bei 95 oder zumindest 60°.
- Leib-, Bettwäsche, Handtücher und Waschlappen bei mindestens 60° waschen, Weißes gegebenenfalls mit bleichmittelhaltigem Vollwaschmittel.

Körperpflege des Angehörigen

Allgemein

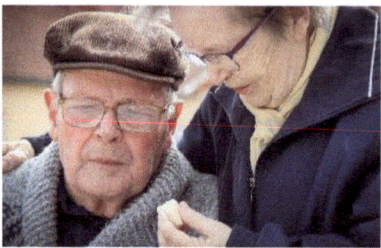

Liebgewonnene Rituale und Gewohnheiten beachten, zum Beispiel ein bevorzugter Duft der Seife, eine bestimmte Hautcreme, zuerst Bart rasieren, dann Zähne putzen, etc. Auf diese Weise können wir mit geringem Aufwand das Wohlbefinden des Pflegebedürftigen erhöhen.

Sei einfühlsam, dadurch können Hemmungen abgebaut werden und dein Angehöriger wehrt sich vielleicht im Laufe der Zeit immer weniger gegen die Fremdpflege.

Denke immer daran, erwachsene Pflegebedürftige haben sich ihr Leben lang selbst gepflegt. Deshalb ist es für sie oft eine starke Überwindung, das nun von Außenstehenden machen zu lassen. Sie schämen sich, dass sie es selbst nicht mehr oder nur unzureichend können. Besonders beschämend empfinden sie, sich vor Angehörigen nackt zu zeigen oder an intimen Stellen waschen zu lassen. Gestehe ihm diese Scham zu und gehe besonders in diesem Bereich behutsam vor, damit mittel- bis langfristig diesbezüglich ein Vertrauensverhältnis entstehen kann.

Was der Pflegebedürftige selbst waschen kann, sollte er unbedingt selbst waschen, auch wenn er dafür wesentlich mehr Zeit benötigt. Einerseits fühlt er sich selbst wohler dabei, andererseits bleiben dadurch seine Fähigkeiten länger erhalten. Nicht genutzte Ressourcen verkümmern sehr schnell!

Entblöße bei der Körperpflege immer nur die Körperstellen, die gerade gewaschen werden und wenn du damit fertig bist, bedecke diese umgehend wieder.

Beispiel: Beine und Intimbereich bedeckt lassen, während der Oberkörper gewaschen wird, danach Oberkörper bedecken und Beine freimachen, usw.

Benutze möglichst Körperpflegemittel, die der Pflegebedürftige schon früher gerne benutzt hat. Ansonsten, wenn möglich, bitte pH-neutrale Mittel bevorzugen (pH 5,5).

Beim Waschen, Duschen und Baden auf die Wassertemperatur achten. Die meisten Menschen empfinden eine Temperatur zwischen 36 und 38 Grad als angenehm.

Wichtig: Individuelle Wünsche haben Vorrang. Wenn dein Angehöriger zum Beispiel kühles oder gar kaltes Wasser wünscht, dann solltest du diesem Wunsch entsprechen. Auch wenn du selbst vielleicht heißes Wasser bevorzugst, heißt das nicht, dass andere Menschen das ebenfalls tun.

Nicht zu lange baden oder duschen, allerdings auch keine Katzenwäsche machen. Zu langes Waschen trocknet die Haut aus und zerstört größere Teile des Säureschutzmantels, zu häufige Katzenwäsche hinterlässt einen ungepflegten Menschen, was im Extremfall Auswirkungen bis hin zur Gesundheitsgefährdung nach sich ziehen kann.

Sicherheit und Wohlbefinden

- Stabile Haltegriffe neben Badewanne, Dusche und Waschbecken anbringen
- Rutschfeste Matten in Dusche und Badewanne können Stürze vermeiden
- Vor der Grundpflege Fenster schließen und eventuell Heizung hochdrehen
- Dem Pflegebedürftigen vor dem Waschen noch einen Toilettengang ermöglichen
- Vor dem Waschen alle benötigten Sachen griffbereit zurechtlegen, damit du deinen Angehörigen während dieser Zeit nicht allein lassen musst, auch nicht für kurze Zeit.
Zu den Sachen gehören unter anderem Waschschüssel, Handtücher, Waschlappen, Pflegeprodukte, Wäsche, Kleidung, Kamm, Zahnputzzeug, Inkontinenzmaterial, Abwurf für gebrauchten Zellstoff, Inkontinenzmaterial, etc.

Duschen

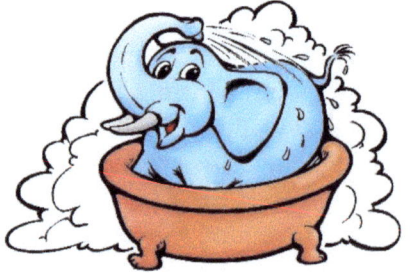

Ideal ist eine begehbare Dusche mit Haltegriffen, in die ein körperlich eingeschränkter Mensch ohne Stufe hineingehen und sich dort leicht festhalten kann. Für alte und schwache Menschen empfiehlt sich ein Duschhocker und eine Gummimatte für die Füße.

Vorgehensweise

- Wasser auf 36 bis 38 regulieren. Prüfen lassen, ob die Temperatur angenehm ist
- Die zu pflegende Person in die Dusche begleiten, eventuell beim Einsteigen helfen
- Von oben nach unten duschen. Was der Betroffene selbst kann, duscht er selbst
- Hilf ihm, den Rücken zu waschen
- Intimbereich von schräg vorn nach hinten abspülen
- Bei der Haarwäsche behilflich sein
- Leicht abtrocknen, aus der Dusche herausführen und dort (gegebenenfalls im Sitzen) gründlich abtrocknen
- Rubbeln vermeiden, stattdessen gut abtupfen
- Besonders sorgfältig unter Hautfalten trocknen (weibliche Brust, Bauch, Intimbereich, Achselhöhlen, Leiste, zwischen den Zehen).
- Eincremen lassen, beziehungsweise dabei behilflich sein
- Beim Anziehen helfen
- Kämmen und föhnen

Während der Grundpflege regelmäßig den Hautzustand beobachten. Wichtige Stellen sind die Beine, Füße und Arme, aber auch Hautfalten, in denen sich leicht Nässe staut, Haut aufweichen oder gar reißen könnte. Bei starken Hautveränderungen bitte umgehend den Pflegedienst oder Hausarzt zu Rate ziehen.

Baden

Baden wirkt entspannend, kann aber besonders bei älteren oder kranken Personen den Kreislauf stark belasten. Daher nur bei stabilem Kreislauf baden und nicht länger als 10 bis 15 Minuten in der Badewanne verweilen. Sitzen ist kreislaufschonender als Liegen. Ein Haltegriff erleichtert das Ein- und Aussteigen, ebenso elektrische Badewannenlifter.

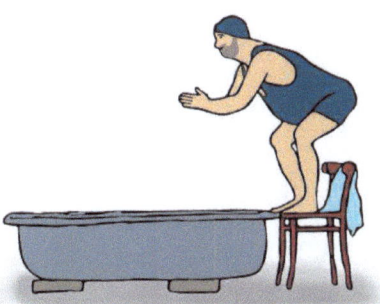

- Beim Einsteigen behilflich sein
- Waschen von oben nach unten
- Was die Person selbst kann, wäscht sie selbst
- Hilf ihm beim Rückenwaschen
- Wasser ablassen und noch in der Badewanne den Oberkörper abtrocknen
- Dem Angehörigen beim Aufstehen helfen, dabei den Haltegriff an der Wand benutzen lassen
- Während der Pflegebedürftige auf dem Wannenrand oder einem Stuhl sitzt, Unterkörper und Füße abtrocknen
- Eincremen, Haare kämmen, föhnen und beim Anziehen helfen
- Nach dem Bad empfiehlt sich eine Ruhepause für den Angehörigen

Waschen am Waschbecken

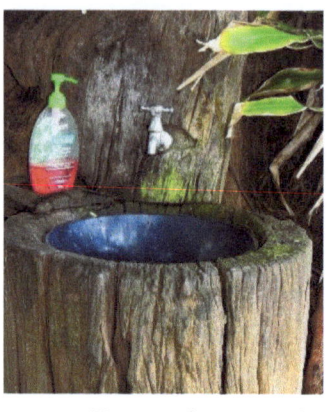

- Gewohnheiten des Angehörigen berücksichtigen
- Rutschfesten Stuhl oder Hocker vor das Waschbecken stellen, dabei auf die richtige Höhe achten!
- Bei Unsicherheit im Sitzen, eventuell Stuhl mit Arm- und Rückenlehne verwenden
- Zum Schutz ein Handtuch auf die Sitzfläche legen
- Dem Angehörigen helfen, sich ans Waschbecken zu setzen

- Er macht, soviel er kann. Du unterstützt und übernimmst nur, was er nicht selbst kann
- Beim Aufstehen helfen, wenn die Intimwäsche gemacht wird
- Sollte sich dein Angehöriger allein waschen wollen, dann stelle alle Utensilien greifbar in Reichweite und lasse die Badezimmertür etwas offen. So kann er notfalls nach dir rufen.

Waschen im Bett

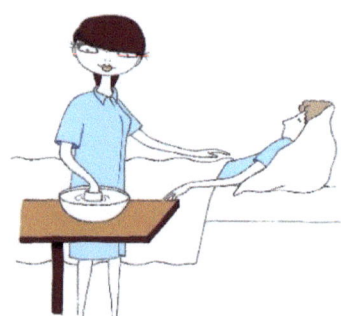

- Auf behutsamen Umgang achten
- Auch im Bett wäscht der Pflegebedürftige, was er selbst kann, z.B. das Gesicht oder den Oberkörper.
- Zwei Waschschüsseln vorbereiten, eine mit klarem Wasser, eine mit Flüssigseife versetzt.
- Wenn möglich Oberkörper im Sitzen waschen, den Intimbereich dagegen im Liegen.
- Nur das Körperteil entkleiden, das gerade gewaschen wird. Die anderen mit großem Handtuch oder leichter Decke abdecken.
- Reihenfolge: Gesicht und Hals; Oberkörper und Arme; Beine und Füße; zum Schluss die Intimpflege.

Kann der Pflegebedürftige nicht sitzen, dann wird er für die Rücken- und Gesäßwäsche auf die Seite gedreht und gewaschen, gleich an diesen Stellen abgetrocknet und eingecremt. Dadurch wird späteres nochmaliges Drehen vermieden. Bei dieser Gelegenheit kannst du gleich das Bettlaken auf der Seite glattziehen und eventuell Kissen aufschütteln.

Das Gesicht wird nur mit klarem Wasser gewaschen, um Seife in den Augen zu vermeiden. Den Intimbereich ebenfalls nur mit klarem Wasser oder mit spezieller Intimwaschlotion waschen. Die Schleimhaut, besonders in der weiblichen Vagina, ist sehr empfindlich und sollte nicht mit Seife unnötig gereizt werden. Für den Rest des Körpers Wasser mit Seifenzusatz verwenden. Beim Waschen von Stellen mit Hautpilz, und sei er auch nur vermutet, immer Handschuhe tragen und danach die Waschschüssel, Waschlappen und Handtuch wechseln!

Lasse deinem Angehörigen nach dem Waschen Zeit sich herzurichten, soweit er es selbst vermag und möchte. Ein Spender mit Feuchttüchern hilft ihm, sich von Zeit zu Zeit immer wieder das Gesicht oder die Hände abzuputzen oder zu erfrischen.
Viele Menschen verweigern es, sich von anderen Personen waschen zu lassen. Wende keinen Zwang an, reagiere stattdessen verständnisvoll.
In diesem Fall die Körperpflege erst einmal abbrechen, versuchen mit der Person zu reden und einen Kompromiss zu erzielen. Dieser könnte beispielsweise aus einer Katzenwäsche an diesem Tag bestehen. Demente Personen könntest du zunächst mit etwas anderem versorgen, zum Beispiel Frühstück herrichten, Tabletten geben und später nochmals auf die Grundpflege zurückkommen.
Allgemein gilt: Zwang baut Mauern auf, die auf lange Sicht die Pflege enorm erschweren. Zeige Verständnis, das baut Vertrauen auf und erleichtert auf Dauer die Pflege. Schlucke eine eventuell aufsteigende Aggression herunter, verlasse kurz den Raum, hole tief Luft und lebe in diesen Fällen mit Kompromissen.

Intimbereich

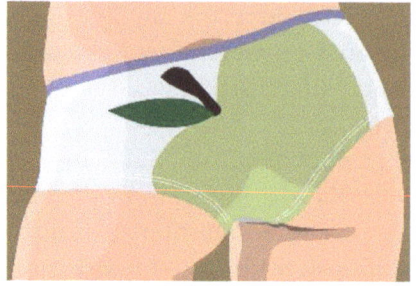

Hier waschen wir grundsätzlich nur mit klarem Wasser oder einer Intimwaschlotion. Niemals Seife verwenden! Grundsätzlich Handschuhe anziehen.

Zunächst äußeren Schambereich waschen (Hüften, Lenden, Gesäß). Bettlägerige stellen die Beine auf und spreizen sie etwas.

Bei Frauen

Die äußeren Schamlippen leicht spreizen, den Genitalbereich von vorn nach hinten waschen und trockentupfen. Nie vor und zurück oder gar von hinten nach vorn, das würde die starke Keimbesiedlung aus dem Afterbereich nach vorne zur Harnröhre bringen und möglicherweise eine Blasenentzündung auslösen.

Bei Männern

Die Vorhaut zurückziehen, Penis waschen und trockentupfen. Dies ist wichtig, um einen Pilzbefall in diesem Bereich zu vermeiden. Vorhaut wieder nach vorne schieben. Danach Hodenbereich ebenfalls von vorne nach hinten reinigen.

Dieser Vorgang ist anfänglich meist sowohl für den Pflegenden, aber auch den Pflegebedürftigen eine peinliche Situation. Je natürlicher du damit umgehst, desto schneller werden beide ihre Scham reduzieren können. Wenn es nicht geht, dann ziehe einen ambulanten Dienst hinzu.

Haarwäsche im Bett

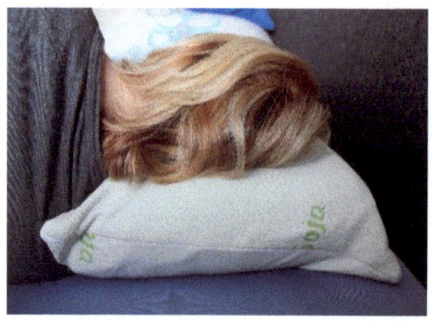

• Benötigte Utensilien: Waschschüssel, eine Kanne mit (lau)warmem Wasser.

• Alles bereitstellen (Shampoo, Festiger, Lockenwickler, Kamm, Spiegel, Föhn, Haarspray, etc.)

- Kopfteil leicht erhöhen. Kissen oder Rolle unter den Nacken, damit der Kopf weitgehend frei liegen kann.
- Am Kopfende, das Bettlaken und Kopfkissen mit wasserundurchlässiger Unterlage bedecken, z.B. Inkontinenzunterlage, Plastiksack und ein Handtuch darauflegen.
- Die leere Waschschüssel unter den Kopf schieben, gefaltetes Handtuch auf den Rand legen, damit der Kopf weich liegt.
- Die Haare mit dem Wasser aus der Kanne nass machen und shampoonieren.
- Mit dem Wasser aus der Kanne die Haare wieder gut ausspülen.
- Die nun mit Wasser gefüllte Schüssel unter dem Kopf wegnehmen und die Haare mit einem Handtuch abtrocknen.
- Ein trockenes Handtuch um die noch feuchten Haare wickeln, Unterlage oder Plastiksack entfernen und das Kopfende wieder höherstellen.
- Haare kämmen, föhnen, frisieren.

Mund- und Zahnpflege

Der Speichel in unserem Mund reinigt und schützt die Zähne auf natürliche Weise. Doch bei älteren Menschen ist die Speichelproduktion oft eingeschränkt. Gezielte und regelmäßige Mundhygiene beugt Zahnfleischentzündungen, Karies und ebenfalls Mundgeruch vor. Das morgen- und abendliche Zähneputzen ist deshalb wichtig.

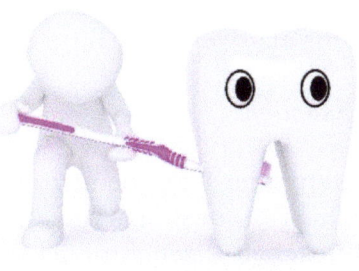

Solange der Pflegebedürftige seine Zähne noch selbstständig oder mit Unterstützung ausspülen kann, ist das Benutzen von Zahnpasta bedenkenlos. Hat er damit Probleme, könnte er sie leicht verschlucken. Dann solltest du die Zähne nur mit Wasser reinigen, die Bürste in Tee tauchen oder nur eine hauchdünne Portion Zahnpasta auf die Bürste geben. Bitte die Zahnrückseite und Kauflächen nicht vergessen.

Eine bewährte Mischung gegen Mundtrockenheit

1 EL Mandelöl
5 Tropfen Sanddornfruchtfleischöl
4 Tropfen Orangenöl

Davon einige Tropfen auf die Zunge geben.

Mundtrockenheit ist ein häufiges Leiden älterer Menschen. Hier können wir mit einem Esslöffel Oliven- oder Mandelöl den Mund täglich spülen oder einige Tropfen Öl direkt auf die Zunge geben und dann Belag und Borken entfernen.

Zum Anregen des Speichelflusses helfen zuckerfreie Bonbons oder Zahnreinigungskaugummis.

Zahnprothesen sollten ebenfalls zweimal täglich gereinigt werden: Herausnehmen, die obere zuerst, dann die untere, unter fließend Wasser abspülen und mit Zahnpasta und Zahnbürste reinigen. Die Kauleiste im Mund des Pflegebedürftigen kann mit einer weichen Zahnbürste massiert werden. Danach Mund ausspülen und die Prothese wiedereinsetzen, diesmal die untere zuerst und dann die obere. Prothesen müssen unbeschädigt sein, sonst könnten im Mund Druckstellen und als Folge daraus Entzündungen entstehen. Aus diesem Grund ist es angebracht, die Prothese auch nachts zu tragen. So bleibt ein guter Sitz erhalten.

Wichtig: Druckstellen und Entzündungen sollten mit einer Mundspülung, die Chlorhexidin enthält, umgehend behandelt werden. Besteht sie mehr als zwei Tage, bitte einen Zahnarzt aufsuchen.

Ankleiden

Solange der Pflegebedürftige seine Kleidung noch selbst aussuchen kann, solltest du seinen Wünschen möglichst nachkommen. Das gibt ihm ein Stückchen Eigenständigkeit und er fühlt sich respektiert.

Kann er es nicht mehr, zum Beispiel aus kognitiven Gründen, dann berücksichtige seine bisherigen Kleidungswünsche und suche die Kleidung so aus, wie er vermutlich selbst auswählen würde. Auch wenn dein Geschmack dem des Angehörigen widerspricht: Er sollte sich in seiner Kleidung wohlfühlen, also haben seine Wünsche Vorrang.

Kleide ihn so, dass es ihm vom Stil her gefällt, aber versuche gleichzeitig praktische Kleidung zu verwenden. Klett- oder Reißverschlüsse lassen sich leichter öffnen und schließen. Auch wenn seine Motorik eingeschränkt ist, kann er damit vielleicht etwas länger selbstständig Kleidung an- und ausziehen.

Wichtige Tipps für die Kleidung bei gesundheitlichen Einschränkungen

- Durchblutungsstörungen:
Weite Kleidung. Lockere Socken, am besten ohne einschneidenden Gummianteil. Der Bund sollte locker sitzen.

- Bewegungseinschränkungen:
Weite Kleidung, Klettverschlüsse, Pullover aus dehnbarem Material und mit größerem Ausschnitt, Hosen mit Gummibund.

- Sturzgefährdung:
Festsitzende, hoch schließende Schuhe, möglichst mit Klettverschluss, die sich aber zum An- und Ausziehen weit öffnen lassen.

- Motorische Einschränkungen:
Große Knöpfe, Klett- und Reißverschlüsse

- Sehschwäche:
Er nimmt das Material hauptsächlich durch Anfühlen wahr. Deshalb auf unterschiedliche Materialien bei der Kleidung achten, z.B. glatt, rau, weich.

- Bettlägerigkeit, gegebenenfalls mit Inkontinenz:
Ein am Rücken offenes Nachthemd kann beim Reinigen von Stuhlgang und Urin hilfreich sein. Wichtig ist, dass der Pflegebedürftige sich dabei nicht aus seiner „Normalität" gerissen fühlt. Wenn eine bettlägerige Person tagsüber Hemd, Bluse oder einen dünnen Pulli über dem Nachthemd oder Pyjama trägt, gibt ihm das ebenfalls ein Stückchen Vertrautheit und Sicherheit.

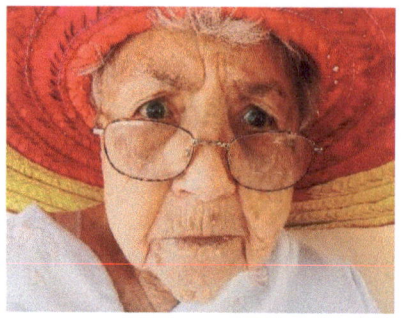

Wenn möglich, tagsüber Alltagskleidung anziehen. Das Ankleiden morgens und Auskleiden abends sind Rituale, die deinem Angehörigen vertraut sind und seinem Tag zeitliche Struktur verleihen. Außerdem verbinden wir Nachtkleidung am Tag unwillkürlich mit Krankheit. Kleidung kann diesbezüglich starken Einfluss auf das Selbstwertgefühl haben.

Hilfe beim An- und Auskleiden

- Lasse deinen Angehörigen so viel wie möglich selbst machen. Was nicht mehr geht, das übernimmst du.
- Gib ihm Zeit dazu, denn ihm fällt vieles schwerer. Bewahre Geduld.
- Wählt, wenn möglich, gemeinsam die Kleidung aus. Anschließend lege sie in der Reihenfolge des Anziehens bereit. Knöpfe und Reißverschlüsse sollten dabei geöffnet sein.
- Hat er Probleme beim Stehen, dann sollte er sich auf einen Stuhl, Hocker oder die Bettkante setzen.
- Hat er eine „eingeschränkte" Seite, z.B. bei Halbseitenlähmung nach einem Schlaganfall, dann beginne das Anziehen immer auf dieser Seite. Beim Ausziehen genau umgekehrt: zuerst die gesunde Seite!
- Pullover: Mit beiden Armen in die Ärmel schlüpfen, bis übers Handgelenk hochziehen, dann den Pullover über den Kopf ziehen. Idealerweise hat er einen weiten Ausschnitt. Auch hier gilt: zuerst die eingeschränkte Seite anziehen.
- Hose: Ebenfalls mit der „schwachen" Seite beginnen.
- Verschmutzte Kleidung, die der Angehörige noch anziehen möchte, kannst du diskret beiseitelegen. Beginne aber deswegen keine Diskussion.

An- und Auskleiden im Bett bei bettlägerigen oder halbseitig gelähmten Personen

- Die Unter-, bzw. Inkontinenzhose hast du ihm bereits bei der Grundpflege angezogen.
- Oberkörper erhöhen, z.B. Kopfteil hochstellen.
- Oberteil über den Kopf ziehen, anschließend den Ärmel auf der schwachen/kranken Seite überstreifen, dann den „gesunden". Beim Ausziehen umgekehrt.
- Das Kleidungsstück über Rücken und Bauch herunterziehen.
- Kopfteil wieder herunterlassen
- Socken anziehen
- Hosenbein der schwachen Seite zuerst überstreifen, dann die andere Seite.
- Falls der Pflegebedürftige es noch kann, bitte ihn, das Gesäß anzuheben. Wenn nicht, drehe ihn auf eine Seite, dann auf die andere und ziehe dabei die Hose jeweils über das Gesäß.
- Ausziehen in umgekehrter Reihenfolge.

„Vitamine? -
In meinem Alter brauche ich
Konservierungsstoffe!"

Kapitel 7
Gezielte Ernährung

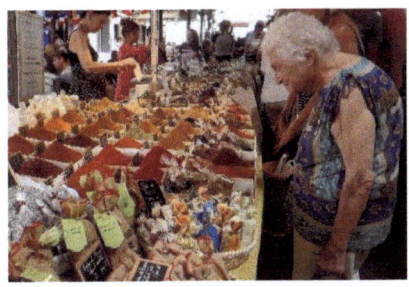

Essen bedeutet einerseits Genuss und soziales Miteinander, andererseits versorgt es den Körper mit allen notwendigen Nährstoffen. Berücksichtige bei deinem Angehörigen möglichst beide Komponenten.

Menschen haben sich im Laufe ihres Lebens gewisse Rituale angewöhnt, die ihnen liebgeworden sind. Das könnte ein Gebet vor dem Essen sein, Essens- oder Trinksprüche, ein gegenseitiges Zuprosten, die Suppe vor der Hauptmahlzeit, das Essen grundsätzlich mit einem Bissen Fleisch oder Käse beginnen, etc. Gönne dem Pflegebedürftigen solche Dinge, sie tragen damit zu einem kleinen Stück Lebensqualität bei. Jeder kocht sich selbst immer wieder sein Lieblingsgericht. Tue das auch für deinem Angehörigen.

Esst miteinander, nicht nebeneinander und nehmt euch dabei Zeit füreinander. Da sollte der Fernseher ausbleiben und die Zeitung, Lektüre oder das Handy beiseitegelegt werden. Auch ist dies die falsche Zeit, um Probleme zu wälzen. Sprecht miteinander, diskutiert angenehme Themen, tauscht euch aus oder fragt einander, wie die Nacht oder der Tag war. Redet über Gott und Welt, aber nutzt diese gemeinsame Zeit für ein paar angenehme Minuten. Auch wenn dein Angehöriger vielleicht nicht mehr antworten kann, dann spende ihm in diesen Minuten angenehme, freundliche, aufbauende Worte.

Gesunde, bedarfsgerechte Ernährung

Ernährung sollte an den Energiebedarf einer Person angepasst sein. Bettlägerige brauchen weniger Energie als ein körperlich oder geistig aktiver Mensch. Laut Deutscher Gesellschaft für Ernährung (DGE) braucht eine Frau ab 65 Jahren täglich etwa 1700 bis 1900 Kilokalorien, ein Mann 2100 bis 2500. Dies variiert abhängig von der Aktivität. Parkinsonpatienten können aufgrund ihrer erhöhten Muskelspannung mehr brauchen, ebenso demente „Läufer", das sind Personen, die nicht ruhig sitzen bleiben können, sondern ständig auf und ab laufen, also „unterwegs" sind. Achten Sie auf das Körpergewicht Ihres Angehörigen. Er sollte nicht zu stark zunehmen, aber auch nicht schnell und übermäßig abnehmen, jeweils abhängig vom Ausgangsgewicht.

Kleine Ernährungslehre

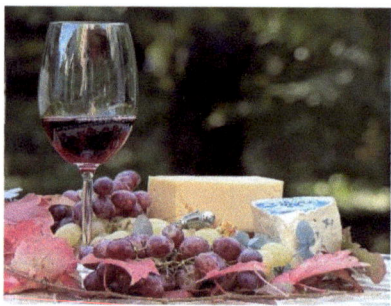

Nährstoffe sind Stoffe, die wir mit der Nahrung aufnehmen und die in den Stoffwechsel unseres Körpers gelangen. Dazu gehören Nährstoffe, die uns Energie und Baustoffe für den Körper liefern, aber auch lebenswichtige Hilfsstoffe, die viele Vorgänge innerhalb des Körpers regulieren. Hierzu gehören Vitamine, Mineralstoffe und Spurenelemente.

Kohlenhydrate

liefern uns Energie. Wir finden Sie in hauptsächlich in Zucker, Stärke, Mehl- und Teigwaren. Je komplexer sie chemisch aufgebaut sind, desto länger braucht unser Körper, um Sie in den benötigten Blutzucker (BZ) umzubauen. Dadurch verweilt diese Nahrung länger im Körper. Als Folge daraus bekommen wir weniger (Heiß-)Hunger und essen somit gesünder. Dies ist zum Beispiel der Fall beim Verzehr von Vollkornprodukten.
Ein Zuviel an Kohlenhydraten baut sich als „Vorrat" in die uns heutzutage belastenden Fettzellen um.

Proteine (Eiweiße)

sind Baustoffe für unseren Körper. Aus ihnen stellen wir Körperzellen her, aber auch Hormone und andere für den Körper lebenswichtige Stoffe. Eine genügende Zufuhr von Proteinen hat zum Beispiel direkten Einfluss auf unsere Wundheilungsfähigkeit.

Proteine finden wir einerseits in Fleisch, Wurst, Fisch, Ei und allen Milchprodukten, also Produkten tierischen Ursprungs, andererseits in Nüssen, Hülsenfrüchten, Soja, aber auch Brennnesselblättern und vielen anderen Pflanzen.

Tierische Proteine sind vom Körper leichter verwertbar, weil sie meist viele essenzielle Aminosäuren auf einmal liefern. Pflanzliche Proteine sind in den einzelnen Nahrungsmitteln nicht so vielfältig und deshalb weniger gut verwertbar. Sie sind aber wesentlich hochwertiger. Durch große Abwechslung und verschiedene Gemüsesorten in der Speise erreichen wir aber auch hier eine erstklassige Verwertbarkeit für den Körper.

Fette

sind einerseits Energie, andererseits benötigen wir sie, damit fettlösliche Vitamine in unserem Körper überhaupt wirken können.

Wir unterscheiden gesättigte, beziehungsweise einfach und mehrfach ungesättigte Fettsäuren. Pauschal können wir sagen, dass gesättigte Fettsäuren eher ungünstig für unseren Körper sind, ungesättigte dagegen zum Teil besonders hochwertig. Ausnahmen bestätigen jedoch die Regel! Gesättigte Fettsäuren finden wir hauptsächlich in tierischen Nahrungsmitteln, ungesättigte in Pflanzenölen. Gerade bei den Ölen bestehen riesige Qualitäts- und Wertigkeitsunterschiede. Extrem hochwertige Fette finden wir in Oliven und Avocados.

Kokosfette/-öle tanzen im positiven Sinn aus der Reihe: Sie sind ein gesättigtes Fett und wir sollten vermuten, dass es sich daher eher ungünstig für uns auswirkt. Doch genau das Gegenteil ist der Fall: Kokosfett ist für unseren Körper sehr hochwertig, ein besonders guter Energielieferant. Es besteht aus gesättigten Fettsäuren, die sehr hoch erhitzt werden können, weswegen es eines der besten Bratfette überhaupt ist.

Eine ausgewogene Kost sollte weniger Fleisch beinhalten, aber viel und abwechslungsreich Gemüse und Obst. Gemüse frisch vom Markt oder gar aus dem eigenen Garten ist wesentlich hochwertiger als das der meisten Gemüseabteilungen in den Lebensmittelmärkten.

Grund ist, dass in den Märkten das Gemüse und Obst oft weite Lieferwege hinter sich hat und daher bereits mehrere Tage, eventuell Wochen alt ist, wenn es dort ankommt. Wenn es im Markt dann nochmals mehrere Tage bis zum Verkauf liegt, dann ist von der ursprünglichen Qualität des Lebensmittels nicht mehr allzu viel übrig.

Hinzu kommt, dass Früchte in den allermeisten Fällen unreif geerntet werden und zum einen auf dem Transportweg nachreifen, zum anderen unmittelbar bevor sie in den Handel kommen in sogenannten Reifekammern erst künstlich zur Reife gebracht werden.

Eingefrorenes hat oft höhere Qualität als das, was wir als „frische Ware" kaufen, denn bei guten Herstellern werden die Nahrungsmittel unmittelbar nach der Ernte direkt am Ernteort sofort bei besonders hoher Kälte schockgefrostet. Dieser Vorgang zerstört die Zellen der Lebensmittel in wesentlich geringerem Umfang, als das bei „normalem" Einfrieren der Fall ist. Wenn anschließend noch die Kühlkette vom Hersteller bis in die häusliche Gefriertruhe sorgfältig und lückenlos eingehalten wird, können wir ernährungstechnisch sehr hochwertige Lebensmittel unserem Gefrierschrank entnehmen.

In den allermeisten Fällen sind rohe oder leicht angedünstete Gemüse gesünder als gekochte oder gebratene. Auch hier gibt es Ausnahmen. Gekochte Tomaten oder Karotten liefern uns für den Körper hochwertige Stoffe, die wir aus der rohen Frucht in diesem Umfang nicht bekommen würden.

Ernährung des Angehörigen

Grundsätzlich sollte jeder Mensch ausgewogen ernährt werden, das heißt abwechslungsreich und mit allen Nährstoffarten genügend versorgt. Das gilt für junge Menschen genauso wie für alte, für gesunde wie für kranke. Allerdings muss die Ernährung individuell zum Lebensstil, Wohnort, Bedarf, körperliche Tätigkeit, Umstände, körperliche Verfassung, medizinische Notwendigkeit, und so weiter, passen.

Wer kaum mehr kauen oder schlucken kann, braucht die Abwechslung in der Ernährung genauso, wie jeder andere. Ihn also täglich mit Kartoffelbrei und pürierter Bolognese abzufüttern, wäre unklug. Nicht nur, dass wir damit recht schnell Mangelernährung auslösen würden, er würde uns das Essen schon nach kurzer Zeit vor die Füße spucken, weil er es nicht mehr riechen kann, geschweige denn essen.

Bei Kranken und Pflegebedürftigen ist Abwechslung ebenso wichtig, sowohl für die Gesundheit als auch für den Geschmack und dem damit verbundenen Genuss am Essen. Natürlich müssen wir medizinische Notwendigkeiten unbedingt berücksichtigen. Aber wenn aus ärztlicher Sicht nichts gegen bestimmte Stoffe (in normalen Mengen) auszusetzen ist, warum sollte dein Angehöriger nicht seinen Kaffee, ein Bier oder ein Glas Rotwein bekommen? Es spricht doch nichts dagegen und wenn er sein Gläschen schon immer am Abend genossen hat, warum nicht auch jetzt? Achtung: Süßigkeiten und stark zuckerhaltige Speisen bitte grundsätzlich nur in Maßen genießen, besonders gilt das für Diabetespatienten. Nichts gegen Ihr Stückchen Kuchen, aber bitte nicht in großen Mengen und auch nicht unbedingt täglich. Man könnte auch zuckerreduzierten Kuchen aus Vollkornmehl genießen. Der ist schmackhaft und weitgehend gesund. Da Vollkorn allerdings, im Gegensatz zu Weißmehlprodukten, bereits viel Eigengeschmack mitbringt, lehnen es viele Menschen ab.

Mangelernährung

Was ist Mangelernährung? Wir kennen zwei Möglichkeiten:

1. Zu wenig essen! Das betrifft viele alte Menschen. Sie nehmen zu wenige Kalorien auf, ihnen fehlt also die benötigte Energie. Die Folge ist meist schneller und umfangreicher Gewichtsverlust, der nicht gezielt durch eine bewusst eingehaltene Diät herbeigeführt wird. Drei Kilogramm weniger in ein bis zwei Monaten ist für eine 60 Kilogramm schwere Person definitiv zu viel. Deshalb sollten wir pflegebedürftige Personen in Beziehung auf Essen und körperliche Veränderungen gezielt beobachten: Wird die Kleidung zu weit, isst er grundsätzlich nur halbe Portionen oder weniger, klagt er bei jeder Mahlzeit, dass er keinen Hunger hat?

2. Mangelernährung durch falschen Lebensmittelkonsum. In diesem Fall ist die Person normal-, oft auch stark übergewichtig.

Diese Art von Mangelernährung entsteht durch Essen vieler zuckerhaltiger Speisen, Weißmehlprodukte, viel Fleisch, Frittiertes, wenig Gemüse und Obst. Hier entsteht ein Mangel an lebenswichtigen Nährstoffen, sowie Vitaminen, Mineralstoffen und Spurenelemente und ein Zuviel an „leerer" Energie in Form von schnellen Kohlehydraten und schlechten Fetten. Diese Art von Fehlernährung entwickelt sich schleichend und wird meist spät erkannt. Folgen können sein geistiger, psychischer und motorischer Abbau, höhere Anfälligkeit für Infektionen und Krankheiten. Wir erkennen bei den Betroffenen, dass ihnen oft schlecht ist, sie antriebslos und blass sind, langsamer reagieren, oder Wunden schlechter heilen.

Mögliche Ursachen für Mangelernährung

- Kau- und Schluckbeschwerden
- Probleme mit Zähnen oder im Mundinnenraum
- Schwache Speichelproduktion
- Erkrankungen der Speiseröhre, Tumore, Operationen
- Schlechtsitzende Zahnprothesen
- Fehlender Appetit
- Medikamente
- Vergesslichkeit
- Einsamkeit und Depressionen
- Häufiges Servieren von ungeliebten Speisen
- Ernährungstechnisch eher minderwertiger Speisekonsum

Mögliche Zeichen für Schluckstörung

- Häufiges Verschlucken
- Husten oder Aufstoßen beim Essen oder Trinken
- Rauhe, gurgelige Stimme
- Übermäßige Schleimbildung; Speichel rinnt unkontrolliert aus dem Mund
- Kurzatmigkeit

Mögliche Hilfe bei Schluckstörung

- Konsequent aufrechtes Sitzen; auch im Bett aufsetzen
- Sitz der Zahnprothese prüfen
- Kleinere Happen essen. Kleinen Löffel (Teelöffel) zum Essen benutzen.
- Trick beim Esseneingeben: Mit kleinem Löffel eingeben auf die Mitte der Zunge sanft (!) drücken, bevor du ihn aus Mund herausziehst.
- Auf geeignete Konsistenz achten (individuell verschieden, je nach Person und Erkrankung).
- Eventuell Getränke und Suppen andicken.
- Mund auf eventuelle Essenreste prüfen, gegebenenfalls ausspülen.
- Nach dem Essen noch etwa eine halbe Stunde in aufrechter Position verweilen.

Mögliche Abhilfe bei Mangelernährung

- Hochwertige, schmackhafte Rohware benutzen
- Viel Flüssigkeit geben
- Speisen konsequent nach dem Geschmack des Pflegebedürftigen zusammenstellen.
- Beachte: Der Geschmacks- und Geruchssinn verändert sich im Alter. Eventuell weniger oder mehr salzen und würzen, auch wenn es nicht gerade dem „normalen" Geschmack entspricht. Vorsicht bei der Salzdosierung, hier neigen viele alte Personen zu übertriebener Anwendung.
- Seele und Geist motivieren, soweit möglich.
- Für einen strukturierten Tagesablauf sorgen, in dem die Mahlzeiten mit fester Uhrzeit eingeplant sind.
- Wirkungen und Nebenwirkungen der Medikamente überprüfen (lassen).
- Beobachten, wie schwer dem Betroffenen Kauen und Schlucken fällt, eventuell nachfragen. Bedenke aber, viele Alte und Kranke vertuschen unangenehme Dinge oder reden sie klein.
- Auf guten und beschwerdefreien Sitz von Zahnprothesen achten.
- Regelmäßige Gewichtskontrolle.

- Eventuell Nahrungsmittel anreichern, zum Beispiel mit Protein, wenn chronische Wunden bestehen. Mit Verwendung von etwas mehr (hochwertigem) Öl, wenn starker Gewichtsverlust vorliegt oder statt Magermilch und -quark lieber fetthaltige Milch verwenden, etc.
- Bei Verdacht auf beginnende Mangelernährung regelmäßig den Umfang des Oberarms messen und in einer Liste mit Datum notieren. Mangelernährung geht oft mit Muskelabbau einher und kann auf diese Weise leichter erkannt werden.

Was tun bei erkannter Unterernährung?

- Häufig Snacks anbieten (Käsewürfel, Fruchtriegel, Bananen, Trockenobst, Kuchen, Quarkspeisen, etc.)
- Kalorienreiche Getränke (Fruchtsäfte, Kakao, Milchshakes, etc.)
- Anreichern der Speisen mit Nüssen, hochwertigen Ölen, Samen, Mus, Sahne, Crème fraiche, etc.
- Grundsätzlich Nachtisch servieren oder ein Betthupferl.
- Spezielle kalorienreiche Trinknahrung. Bitte nicht selbst „verordnen", sondern unbedingt vorher ein Gespräch mit dem Arzt führen.
- Grundsätzlich abwechslungsreicher Speiseplan mit viel frischem Gemüse, Obst und Salat.

Trinken

Empfohlene Trinkmenge
für einen gesunden Menschen (die gerne überschritten werden darf):

30 ml pro Kilo Körpergewicht

Ältere Menschen trinken meist zu wenig. Ihnen fehlt oft der Durst. Deshalb solltest du deinen Angehörigen häufig zum Trinken motivieren. Viele kleine Schlucke ergeben am Ende eines Tages dennoch eine gute Trinkmenge. Diese sollte unter normalen Umständen 1,5 Liter nicht unterschreiten.

Worauf achten?

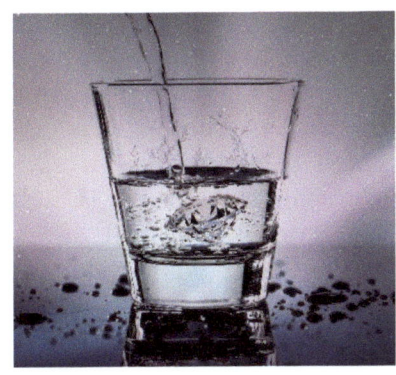

- Flüssigkeitsbedarf am besten mit Wasser und ungesüßtem Tee decken.
- Fruchtsaftschorlen und Milch ja, aber nicht sehr viel.
- Süße Säfte und Limonaden bitte weniger zum Durstlöschen verwenden. Sie können leicht zu Übergewicht führen, außerdem wirken sie sich ungünstig bei Diabetes aus.
- Achtung: auf Flüssigkeitsverlust achten, vor allem im Hochsommer, bei Durchfall, Fieber oder starker Bewegung.

Mögliches Vorgehen

- Immer ein Glas Wasser in der Nähe des Pflegebedürften bereitstellen.
- Regelmäßig zum Trinken ermuntern und öfters zuprosten.
- Auf bevorzugte Trinktemperatur achten (heiß, warm, kalt?)
- Bei Schluckproblemen eventuell Trinkhalme oder Schnabelbecher verwenden.

Anzeichen für Flüssigkeitsmangel

- Kopfschmerzen
- Verwirrtheit
- Schwindel
- Mangelnde Konzentration
- Urin ist eher dunkel und streng riechend

Test, um einen möglichen Flüssigkeitsmangel zu erkennen

Bilde mit deinen Fingern eine Hautfalte an der Handrückseite des Pflegebedürftigen und lasse wieder los. Bleibt die Falte noch eine kurze Weile bestehen, bevor sich die Haut langsam wieder anschmiegt, dann weist das auf Flüssigkeitsmangel hin.

Hilfen beim Essen und Trinken
im Falle starker Einschränkungen des Pflegebedürftigen

Je nach Krankheit (Parkinson, Schlaganfall, Demenz, motorische oder kognitive Einschränkungen) können unterschiedliche Probleme auftauchen. Übernimm nicht jede Tätigkeit. Dein Angehöriger soll möglichst viel selbst tun, auch wenn es ihm manchmal schwerfällt. Du kannst ihn leicht unterstützen, z.B. Arm leicht führen beim Glas oder Löffel an den Mund heben. Bewahre dabei möglichst Geduld. Geht nichts mehr, musst du das Essen vollständig anreichen.

Mögliche Hilfsmittel

- Rutschfeste Unterlagen für Teller und Becher
- Tischdecken mit Gummierung
- Teller mit erhöhtem Rand ermöglichen ihm, die Speise mit einer Hand auf den Löffel zu befördern
- Warmhaltebecher
- Dicke Griffe am Besteck erleichtern das Festhalten. Das kann gekauft, oder kostengünstiger selbst gemacht werden durch Ummanteln mit Rohrisolierung aus dem Baumarkt.
- Leichte, standfeste Becher mit Griff, eventuell sogar zwei Griffen, oder ein Schnabelbecher.
- Trinkhalme verwenden.
- Zum leichteren visuellen Erkennen der einzelnen Gegenstände: Kontraste der Gegenstände durch unterschiedliche Farben z.B. von Unterlage, Becher, Teller.

Essen anreichen

- Mit Einfühlungsvermögen eingeben.
- Sprachton und Wortwahl freundlich (z.B. von „Essen geben" reden, nicht von „füttern"; von „Serviette" reden, nicht von „Latz", etc.)
- Hände vor dem Anreichen gründlich mit Seife waschen.
- Setze sich am besten direkt oder schräg gegenüber, möglichst auf gleicher Höhe.
- Wenn nötig, hängst du deinem Angehörigen eine Stoffserviette oder ein Tuch um.

- Halte Blickkontakt und gewähre deinem Angehörigen deine ganze Aufmerksamkeit.
- Zwischendrin immer wieder einen Schluck zu Trinken anbieten.
- Vorlieben beachten (z.B. viel oder wenig Soße; Kartoffeln lieber in der Soße zerdrücken oder in kleine Stücke zerteilen, etc.)
- Ist die Kommunikation stark eingeschränkt, dann achte genau auf Mimik und Reaktionen und handle entsprechend.

„Wir sind alle Mitte 20, nur halt nicht außen"

Kapitel 8
Umgang mit Medikamenten

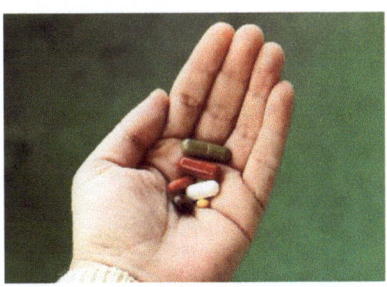

Damit die Wirkung der Medikamente in vollem Umfang eintreten kann, ist eine regelmäßige und vor allem korrekte Einnahme wichtig. Setze Medikamente nie nach eigenem Ermessen oder vorzeitig ab, nur weil du keine Symptome mehr erkennen kannst. Spreche dich diesbezüglich immer mit dem behandelnden Arzt ab.

Viele Pflegebedürftige können sich nicht mehr selbst um ihre Medikation kümmern, sei es, dass sie körperlich nicht mehr in der Lage dazu sind, sei es, dass die kognitiven Fähigkeiten nachgelassen haben. Viele ältere Personen vergessen schlicht und ergreifend das Einnehmen ihrer Medizin. In diesen Fällen müssen geeignete Personen (Angehörige, Pflegedienst, etc.) das Überwachen, Stellen und Verabreichen der Medikamente übernehmen.

- In der Packungsbeilage lesen, wie das jeweilige Medikament aufzubewahren ist. (z.B. Insulin im Kühlschrank, etc.)
- Medikamente grundsätzlich bis zum vollständigen Verbrauch in der Originalverpackung (mit Beipackzettel!) aufbewahren.
- Regelmäßig Haltbarkeitsdaten überprüfen. Abgelaufene Medikamente umgehend über den Restmüll entsorgen und rechtzeitig für Nachschub sorgen.
- Möglichst nicht über 25°C und immer dunkel lagern. Vermeide also Fenster- und Heizungsnähe, unnötiges Lagern im Auto oder Bad. Letzteres ist zusätzlich wegen hoher Luftfeuchtigkeit ungeeignet.
- Medikamente unzugänglich für Kinder, aber auch für kognitiv eingeschränkte Erwachsene aufbewahren.
  Ist Kühlung nötig, benutze ein Extrafach im Kühlschrank für die Medikamente. Oft nehmen Diabetiker eines von zwei Gemüsefächern ausschließlich für ihr Insulin her. *Achtung:* Arznei darf nicht gefrieren!!

- Schreibe auf die Verpackung das Datum, wann sie geöffnet wurde (Gut geeignet dafür sind Folienstifte). In der Packungsbeilage kannst du nachlesen, wie lange das Medikament danach noch haltbar ist. Unterstreiche das Verfallsdatum mit einem roten Stift. Bist du unsicher in Bezug auf Daten und Haltbarkeit, frage den Arzt, Apotheker oder Pflegedienst.

Verabreichen

Medikamente müssen immer regelmäßig eingenommen werden:

- zur richtigen Zeit,
- in der richtigen Dosierung,
- in der ärztlich verordneten Verabreichungsform.
- Bitte vergewissere dich beim Geben nochmals, dass du tatsächlich das richtige Medikament vor dir hast, denn durch zügiges, routiniertes Handeln kann hier schnell danebengegriffen werden.

Medikamente richten

- Niemals aus dem Gedächtnis richten, sondern immer nach dem neuesten Medikamentenplan des behandelnden Arztes!
- Ein Medikamentenplan enthält
  - Das Datum der Ausstellung, damit du den jüngst ausgestellten Plan erkennst.
  - Name des ausstellenden Arztes mit Kontaktdaten, damit du bei Bedarf nachfragen kannst.
  - Alle verordneten Arzneien mit Angaben zu
    - Tageszeit, wann das Medikament genommen werden soll
    - Dosierung (Menge des Wirkstoffes in mg, µg; Anzahl der zu verabreichenden Tropfen; etc.)
    - Bei Bedarfsmedikation Angaben, in welchem Fall das Medikament genommen werden darf und bis zu welcher täglichen Höchstmenge.
- Bitte darauf achten, dass regelmäßig einzunehmende Medikamente immer ausreichend vorhanden sind.

- Hilfreich sind Dosierboxen für sieben Wochentage mit einzelnen Fächern für die Tabletten morgens, mittags, abends, nachts und für Bedarfsmedikamente.

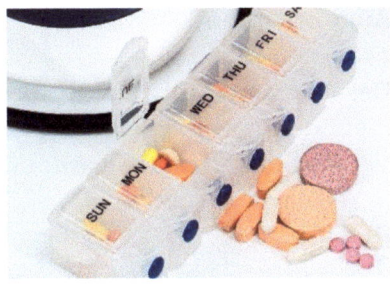

- Nach dem Richten, bitte als Abschluss nochmals die Tabletten in der Box durchzählen und mit den Angaben im Plan Fach für Fach vergleichen. Auf diese Weise lassen sich Fehler schnell aufdecken und du kannst bei Bedarf noch korrigieren.

Einnehmen

- Mit genügend Wasser schlucken
- Am besten in aufrechter Position einnehmen
- Bei Schluckproblemen können teilbare Tabletten eventuell in kleinere Stückchen gebrochen oder kleingemörsert werden. Dazu unbedingt vorher mit dem Arzt, Apotheker oder Pflegedienst sprechen, denn bei weitem nicht alle Tabletten sind zum Teilen und Mörsern geeignet!
- Ungeeignet fürs Teilen oder Mörsern sind z.B. Retard- oder Depottabletten, Dragees und Kapseln. Bitte Kapseln niemals aufziehen und nur das Granulat allein einnehmen!
- Tropfen: Bitte Anzahl genau nach Verordnung abzählen und geben. Fläschchen umgehend wieder zuschrauben.

Allgemeines zu Medikamenten

Gib deinem Angehörigen nur Medikamente, die vom Arzt verordnet sind. Halte dich dabei strikt an die verordnete Menge, Dosierung und Häufigkeit. Im Zweifel immer den Arzt, Apotheker oder Pflegedienst fragen.
Bedenke, dass jedes Medikament Nebenwirkungen mit sich bringt und Wechselwirkungen mit anderen Medikamenten oder auch Lebensmitteln auftreten können. Beispiele für derartige Lebensmittel können sein: Alkohol, Milchprodukte, Kaffee, Tee, bestimmte Fruchtsorten und deren Säfte, und vieles mehr.

Augentropfen

Bei Aufbewahrung im Kühlschrank die Tropfen rechtzeitig herausnehmen, damit sie bei der Verabreichung Zimmertemperatur haben. Vor dem Verabreichen Hände gründlich waschen oder desinfizieren.

Ablauf:

- Dein Angehöriger sitzt aufrecht.
- Kopf in den Nacken geneigt.
- Ziehe nun das Unterlid seines Auges sanft nach unten.
- Er sollte dabei steil nach oben schauen.
- Die Arznei in den Bindehautsack des Auges träufeln. ACHTUNG: Der Behälter darf dabei nicht das Auge berühren!
- Verfahre beim zweiten Auge ebenso.
- Dein Angehöriger sollte danach kurz seine Augen schließen

Zäpfchen

- Hände gründlich waschen oder desinfizieren.
- Einmalhandschuhe anziehen.
- Der Pflegebedürftige sollte sich auf die Seite legen und seine Knie kräftig anwinkeln.
- Das Zäpfchen kann zuvor mit warmem Wasser oder etwas Creme gleitfähig gemacht werden.
- Führe das Zäpfchen 2 bis 3 Zentimeter weit in den Enddarm ein. Der Pflegebedürftige sollte danach die Pobacken etwas zusammenkneifen, damit das Zäpfchen im Darm verbleibt.
- Danach Handschuhe von den Händen streifen, so dass sich das Äußere nach innen stülpt und sofort entsorgen.
- Wasche oder desinfiziere deine Hände nochmals.

Kapitel 9
Umgang mit Sterben und Tod

Das Thema Sterben und Tod ist in unserer Gesellschaft zu einem heimlichen Tabu geworden. Menschen fürchten die Auseinandersetzung damit. Dennoch kommt das Ende unausweichlich auf jeden einzelnen Menschen zu. Besonders deutlich wird dies bei Alten und Kranken.

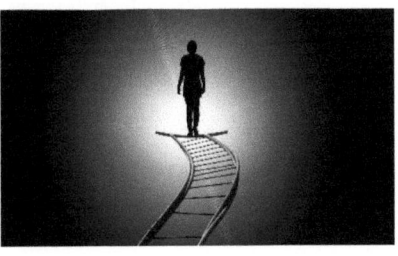

Wir sollten dieses Thema nicht verdrängen, sondern uns im Gegenteil ausführlich damit beschäftigen. Nur so bleibt uns eine plötzliche und unvorbereitete Konfrontation mit dem Tod erspart.

Vor dem Tod kommt das Sterben, eine manchmal lange und für alle Beteiligten schmerzliche Phase. Schmerzlich besonders auch für die Angehörigen, die dieser Situation oft ratlos gegenüberstehen. Wichtig ist dabei ein respektvoller Umgang mit dem Sterbenden, aber auch allen betroffenen Trauernden.

Handle behutsam und akzeptiere die Meinung deines Gegenübers. Wenn eine alte und kranke Person äußert, dass sie gerne „gehen", also sterben möchte, dann diskutiere deren Willen nicht weg. Hilf ihr vielmehr, durch diese endgültig letzte Phase des Lebens in Ruhe und Frieden zu gehen. Sei für den Sterbenden da, schenke ihm deine Gegenwart und vermittle ihm Frieden. Je mehr du dich selbst bereits frühzeitig mit dem Thema Sterben und Tod beschäftigt hast, desto mehr Frieden und Ruhe findest auch du, wenn du selbst oder ein Angehöriger davon betroffen bist.

Die fünf Phasen des Sterbens

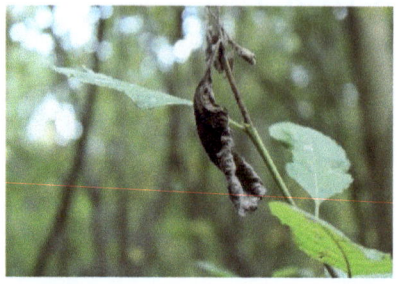

Die weltbekannte Sterbeforscherin Elisabeth Kübler-Ross hat tausende von Menschen vor ihrem Tod begleitet und diese fünf Phasen als regelmäßig durchlaufene Etappen auf dem Weg des Sterbens beschrieben. Diese Phasen können unterschiedlich lang und unterschiedlich ausgeprägt sein. Auch Rückschritte und erneutes Durchlaufen einzelner Phasen sind möglich.

Phase 1: Nicht-wahrhaben-Wollen.

Wird einem Patienten mitgeteilt, dass er nicht mehr lange zu leben hat, dann wehrt er meist ab und versucht es zu verdrängen. Er verschweigt weitere Symptome und glaubt oft, dass die Diagnose ein Irrtum sei oder interpretiert die Krankheit völlig anders. Diese Phase ist wichtig, damit sich der Betroffene langsam in die Wahrheit seines nahenden Todes hineinfinden kann. Bringe dieser Phase daher Respekt und Verständnis entgegen.

Phase 2: Wut, Zorn.

Hier entwickelt der Kranke oft Neid auf die Menschen, die weiterleben „dürfen". Er ist wütend, dass der Tod ihn trifft und nicht einen anderen. In dieser Phase entsteht die „Warum-ich-Frage". Gestehe deinem Angehörigen zu, dass er seinem Ärger Luft macht. Versuche, Angriffe und Aggressivität nicht persönlich zu nehmen. Prellbock für diese Stimmung sind meist die Angehörigen, Ärzte, Pflegepersonal, aber auch Freunde. Dieses Verhalten ist ein wichtiges Ventil in der Psyche des Sterbenden. Bringe dem, soweit möglich, Verständnis entgegen.

Phase 3: Verhandeln

In dieser Phase beginnt der Sterbende mit sich selbst, mit den Ärzten, mit Gott und dem Schicksal zu verhandeln. „Lieber Gott, wenn ich wieder gesund werde, dann ..." ist eine häufige Reaktion in dieser Phase. „Herr Doktor, ich werde ab sofort auch wirklich gesund essen und mit dem

Rauchen aufhören. Aber bitte tun sie etwas!" Hier ist es für einen Angehörigen wichtig, dem Sterbenden verständnisvoll beizustehen und ihn ernst zu nehmen. Lass ihm seine Hoffnungen, allerdings bitte nicht aus Mitleid eine (falsche) Hoffnung zusätzlich verstärken.

Phase 4: Depressive Phase

Der Sterbende schaut schmerzhaft, vielleicht resigniert auf seinen nahenden Tod. Er durchdenkt sein Leben, Verluste, begangene Fehler, möchte oft noch Frieden mit Personen schließen, überarbeitet sein Testament und regelt familiäre Angelegenheiten.
Sei in dieser Zeit für ihn da und stehe ihm bei, möglichst ohne deine eigene Verzweiflung mit ihm zu diskutieren. Ermögliche ihm soweit möglich ein „normales" und angenehmes restliches Leben, gehe auf ihn ein und sei dabei offen und ehrlich, ohne ihn vor den Kopf zu stoßen. Sage klar, was du meinst, aber bitte mit Fingerspitzengefühl. Bitte keine falschen Aufmunterungen, die du nicht wirklich so meinst. Denn das wäre im Grunde ein „nicht-ernst-Nehmen".

Phase 5: Akzeptanz

Jetzt legt der Betroffene den Kampf und das Auflehnen gegen den Tod ab: „Ich habe nicht mehr lange und das ist in Ordnung so". Er fügt sich dem Schicksal und macht sich, soweit er kann, angenehme letzte Tage, Wochen, Monate. Ist er schwach und müde, zieht er sich zurück, liebt vielleicht sogar die Einsamkeit, schläft viel. Gönne ihm diesen Rückzug, er braucht ihn. Sei für ihn da, ohne ihn ständig aufzusuchen. Oft ist es hilfreich einfach schweigend da zu sein, vielleicht die Hand zu nehmen und einfach Nähe zu vermitteln. Nicht selten ist es der Sterbende, der seine trauenden Angehörigen tröstet.

Grundsätzliches für dem Umgang mit Sterbenden

- Bleibe immer ehrlich, aber in höflicher Weise.
- Möchte dein Angehöriger sprechen, dann sprich mit ihm, möchte er eher schweigen und Ruhe haben, dann gewähre ihm das ebenfalls.
- Schmiere ihm nicht ein „Siehst du, ich habe es dir ja gesagt" auf das Butterbrot, ebenso wenig ein „Ach du armer Kranker", auch nicht ein „Du darfst noch nicht gehen, ich will dich nicht verlieren!".
- Spiele nichts herunter, beschönige aber auch nichts.
- Einfühlsamkeit und Behutsamkeit im Umgang mit dem Sterbenden sich jetzt gefragt.
- Nimm ihn, seine Gefühle, Ängste und Hoffnungen ernst.
- In der Sterbephase wird der Arzt keine Therapie mehr vornehmen, also auf Heilung abzielen, sondern auf eine möglichst schmerzfreie und angenehme letzte Zeit, auch wenn sie mit Mitteln erreicht wird, die er einer noch länger lebenden Person nicht verabreichen würde. Ein Beispiel dafür wäre starker Einsatz von Opiaten gegen Schmerzen.
- Legt der Betroffene Wert auf Seelsorge, Gebet oder ähnliches, solltest du ihm dies zugestehen. Lehnt er Seelsorge oder religiöse Handlungen ab, dann respektiere diese Haltung ebenfalls, auch wenn du selbst vielleicht ganz anders dazu eingestellt bist.
- Wenn gewünscht, dann dunkle das Zimmer ab, wenn er lieber raussehen möchte, dann stelle das Bett so, dass ihm dieser Wunsch ermöglicht wird.
- Sprich leise, aber deutlich. Sprich in seiner Gegenwart *mit* und nicht *über* ihn, auch wenn du glaubst, dass er nichts mehr wahrnimmt, denn tatsächlich wissen können wir es nicht!
- Sterbende haben oft ein hochsensibles Gespür für ihre Umgebung, Stimmungen, Ängste, Unwahrheiten, ohne selbst noch darauf zu reagieren zu können.
- Auch wenn du glaubst, er nimmt nichts mehr wahr, setze dich zu ihm, lies ihm eventuell vor, spiele im Hintergrund leise seine Lieblingsmusik, berühre ihn sanft.

- Erschrick nicht, wenn in den letzten Stunden das Gesicht einfällt, der Bereich um Mund und Nase ein sehr blasses Dreieck bildet, wenn seine Augen glasig werden, die Atmung unregelmäßig wird oder er schnappende Atemzüge vor sich gibt. Das alles sind Zeichen des direkt herannahenden Todes. Auch wenn es auf Außenstehende schrecklich wirken mag, der Sterbende selbst hat damit keinerlei Probleme.

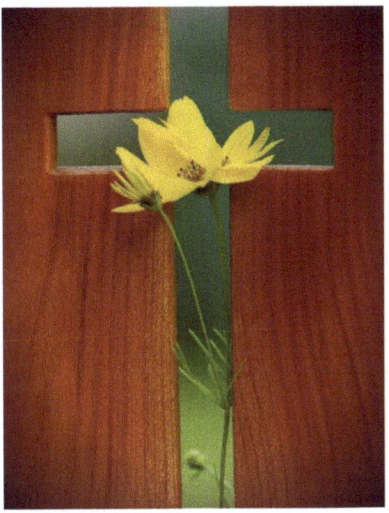

Jesus Christus spricht:

„Wer mein Wort hört und dem glaubt, der mich gesandt hat,
der hat ewiges Leben und kommt nicht ins Gericht,
sondern er ist vom Tod zum Leben hindurchgedrungen."

(Bibel: Johannes 5, 24)

„Ich bin nicht alt,
ich bin nur schon ein bisschen
länger jung als andere.“

Gesundheitsakademie Nürnberg und B-O-B Betreuungsdienst

B-O-B
ist ein unabhängiger Betreuungsdienst, der mit einem ganzheitlichen Konzept Pflegebedürftige in ihrer Häuslichkeit versorgt. Er tut dies seit 2013 mit einem stetig wachsenden Team, dem die Würde und die Achtung eines Hilfebedürftigen eine Herzensangelegenheit bedeutet.
Zu den Aufgabenschwerpunkten gehört die Unterstützung bei der Lebensgestaltung, die hauswirtschaftliche Versorgung, Betreuung, sowie im Rahmen unserer Versorgung notwendige Grundpflege.
Unsere Mitarbeiter sind zum großen Teil Hauspflegekräfte, die in unserer eigenen Bildungseinrichtung Gesundheitsakademie dafür qualifiziert wurden.

Gesundheitsakademie Nürnberg
ist ein seit 2013 unabhängiger Bildungsträger, der zertifizierte Maßnahmen im Bereich Pflege, Betreuung, sowie Hauswirtschaft und Ernährung anbietet. Ziel ist es, Lernende zu fördern, dass aus „Beruf" mehr wird, nämlich Berufung!
Die Teilnehmer*innen sind nach ihrem erfolgreichen Abschluss Betreuungsassistenten, Hauspflegekräfte, Assistenten für Pflege und Hauswirtschaft, Pflegeassistenten, sowie Assistenten für Hauswirtschaft und Ernährung. Ihr Arbeitsgebiet ist die stationäre oder auch ambulante Versorgung Pflegebedürftiger.

Die Gesundheitsakademie Nürnberg und der B-O-B Betreuungsdienst sind untrennbar miteinander verbunden.

Geschäftsführerin:	Melitta Schmerle
Anschrift	Vordere Cramergasse 11
	90478 Nürnberg
Telefon	0911 / 480 728 30
E-Mail	info@gesundheitsakademie-nuernberg.info
	info@b-o-b.info

Über den Autor

Roland Greger ist freiberuflicher Altenpfleger, Radiobetreiber und Autor christlicher Bücher. Im Rahmen seiner Tätigkeit in der Pflege unterrichtet er an der Gesundheitsakademie Nürnberg, weitgehend in Kombination mit beruflicher Sprachförderung für Migranten, die in diesen Beruf hinein qualifiziert werden.

Besonders die Pflege durch Angehörige ist eine große Säule in diesem Sektor. Je schneller und leichter Betroffene sich die Grundlagen professionellen Wissens aneignen können, desto angenehmer wird ihnen diese Tätigkeit fallen, desto besser kann sich Pflege in unserem Land entwickeln.

Deshalb konzentrierte Roland Greger alles wichtige Pflege-Knowhow leicht verständlich und nicht wissenschaftlich in die Tiefe gehend in diesem Buch, das als Hilfe für Pflegende, Lernende, aber auch als roter Faden und Manuskript für Pflegelehrende gedacht ist.

Vielleicht gelingt es uns mit diesem Buch, die riesige Flut an täglichen Kopien einzudämmen, weil alles Wesentliche übersichtlich gedruckt bereits vorliegt.

Greger möchte nicht nur Wissen vermitteln, sondern darüber hinaus zu einer nachhaltigen, empathischen, von Respekt geprägten Haltung als Motor unseres Handelns motivieren.

Kontakt: PflegePassion@roland-greger.de

Webseiten:
PflegePassion.roland-greger.de
roland-greger.de
JCchannel.com
radio-meilensteine.de

Persönliche Notizen

Schaff ich das? – Ein Leitfaden für pflegende Angehörige und Pflegelernende

Schaff ich das? – Ein Leitfaden für pflegende Angehörige und Pflegelernende